外部放射線治療における
QAシステム
QUALITY ASSURANCE System Guidelines
ガイドライン
2016年版

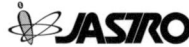

公益社団法人 日本放射線腫瘍学会 編
JAPANESE SOCIETY FOR RADIATION ONCOLOGY

金原出版株式会社

序　文

　わが国では高齢化社会の到来とともにがん患者数は増加の一途であり，国立がん研究センター・がん対策情報センターによれば，2015年のがん罹患数は98万人と予測されている。日本放射線腫瘍学会（JASTRO）構造調査からの推定では，このうち25～30万人が放射線治療を受けている。放射線治療はその特徴と魅力が広く認知され，がん治療においてこれまでになく重要な役割を果たしている。一方で，放射線治療に伴う医療事故，医療過誤の報道は，国内外を問わずあとを絶たない。表に出てこないインシデントは多くの病院で経験があるものと思われる。特に近年の高精度放射線治療は，コンピュータ制御のブラックボックスとなった放射線治療計画装置を用い，ターゲットを絞り込み，リスク臓器への線量をできる限り軽減させる治療計画が行われるだけに，さまざまなレベルでのエラーが起こりえる危険性を内包している。

　JASTRO Quality Assurance（QA）委員会では，放射線治療を安全かつ効果的に行うための指針として『外部放射線治療におけるQAシステムガイドライン』を2000年に公表した。このガイドラインでは，物理的・技術的QAに加え臨床的QAを含む統合的QAシステムに関する指針が述べられ，その後のわが国の放射線治療の標準化と安全性の向上に大きな役割を果たしてきた。

　今回，JASTRO QA委員会では，急速に普及する高精度放射線治療に対応するため，上記ガイドラインの改訂版となる『外部放射線治療におけるQuality Assurance（QA）システムガイドライン2016年版』を発刊することとなった。本ガイドラインでは，2000年版の理念を引き継ぎ，統合的QAシステム構築の観点から，技術的，臨床的QAに加え，放射線治療部門全体のQAマネジメントのガイドラインとなっている。また，日常診療のみならず放射線治療の臨床試験を行う場合の指針にもなっている。臨床試験参加施設の放射線治療QAがその治療成績に影響することはよく知られており，本ガイドラインは信頼性の高い臨床試験のエビデンスの基盤にもなるものと期待される。

　最後に，忙しい診療，教育，研究の合間に本ガイドラインの執筆・編集に携わったJASTRO QA委員会の皆さまに深謝するとともに，本書が安全かつ効果的な放射線治療の普及の一助になることを祈念する。

平成28年4月1日
公益社団法人日本放射線腫瘍学会理事長
西村恭昌

ガイドライン改訂にあたり

　今回，JASTRO Quality Assurance（QA）委員会の委員長を拝命し，ガイドライン作成作業の一端に関与し，ワーキンググループ構成員，執筆者の熱意と日本の放射線治療に対する熱い想いを改めて確認できたことは，大変幸運であり，また多くの教訓を授けられたと考えている。

　ガイドラインは包括的な視点であるが，それは個々の確認すべき事項を達成して初めて成り立つ。臨床に携わる諸氏は，個々のQAに関しては多くの時間を割き，精度の高い業務を実行していると思われるが，わが国の医療人の特性として，他者の評価や確認を受ける機会を多く取り入れている臨床現場は多いとは言い難い。今後その機会が増えることが望ましいが，本書のようなガイドラインを活用することもその1つと思われる。

　放射線治療の現場における最も重要なQAの観点は，小さなミスを見つけ出すよりも，大きな落とし穴を作らないことである。本ガイドラインは，臨床面，物理面など複数の専門的視点から討議を重ねたが，臨床における放射線治療の複雑さや高度化の速度は決して減じることはなく，今後も日進月歩の改良を求められるであろう。現時点の放射線治療に携わる試金石として，本書を座右の書とされることを願ってやまない。

平成28年4月1日
QA委員会委員長　佐々木　良平

今回のJASTOR-QAガイドラインの改訂は，2000年版以来10数年に及ぶ年月を経て，長年にわたっての悲願であった。作成にあたっては関係者各位の多大のご努力が実り，このほど日の目を見たことは，誠に喜ばしいことである。

　前QA委員会としては，平成25〜26年度の2年度にわたり改訂作業に係わった。ワーキンググループ（WG）を組織し，執筆者を徴集した。物理QA部門では，わが国で実務中枢に携わり活躍している医学物理士・放射線治療品質管理士に，また臨床QA部門ではQAに造詣の深い放射線腫瘍医に執筆を依頼した。各担当者は業務多忙の中，鋭意執筆と編集に携わっていただいた。

　WG全体としての会合は平成26年2月から12月まで6回に及んだ。WG内の物理技術系，および臨床系メンバーでの小会合も何度か重ねて議論を続け，内容の精査に努めた。これら一連の作業には，前々QA委員長であり本WG長を務めた新保委員が中心になって進められた。そのご尽力による所が大きかった。

　多忙ななか，時間を割いていただいた新保WG長を始め，WGの全メンバーに深く感謝を申し上げる。

　放射線治療のQAは，日進月歩の発展がなされている分野で，日々内容も高度化・専門化されている。特に近年では，わが国で不足している医学物理士の関与が益々高まっており，本書が多数の医学物理士の執筆陣の下で上梓できたのは時代の流れに沿うものである。

　本書は，現段階における最新のQA実務を踏まえたものである。しかし，数年もすれば，さらに新しく高度な内容を踏まえた改訂が必要であろう。さらにアップデートなガイドラインとして改訂され続けることを期待したい。

　最後に放射線治療におけるこのQAの分野でも，わが国におけるJASTROの貢献が今後もなされることを祈念して序文に変える。

平成27年10月13日
前QA委員会委員長　小泉雅彦

はじめに

　近年，放射線治療は，がん治療において重要な役割を担っている。高齢化に伴うがん患者の増加と，がん治療における放射線治療の適応が拡大したことから，対象患者が増加している。また，物理技術の進歩の結果，線量の集中性の向上が図られ，位置の正確性の担保と照射野，照射範囲の精密化が進んでいる。これらをふまえた高精度放射線治療が実施されており，治療を安全に実施するために，その品質保証（QA）・品質管理（QC）が重要である。各治療施設において，組織化された定期的な品質管理業務は，医療事故防止の観点を含んでおり，日々確実な治療を患者に提供する目的のため必須となっている。

　2005年前後に，わが国ではいくつかの過誤照射事故の報告があり，品質管理を巡る問題が大きく取り上げられた。その反省から放射線治療品質管理士制度が開始され，治療品質管理士はQA/QC部門において多大な貢献をしている。さらに最近は，高精度放射線治療の導入，治療計画，品質管理を担当する医学物理士が，大病院を中心に雇用され始めている。

　JASTROは2000年に『Quality Assurance（QA）システムガイドライン2000[1]』を刊行している。本版はQAガイドラインとしてその改訂版にあたる。
　前書はQAに関して深い見地を含み，その考え方は今でも通用する。この考え方を踏襲し，新しい照射技術に対応すべく本書を執筆した。執筆にあたり，新たにワーキンググループを設定し，記載方法について議論した。各照射方法個別の記載は，それぞれ対応するガイドラインに任せ，本書では品質管理の本流部分を記載すること，技術の進歩に伴う改訂は各技術のガイドラインに任せることとした。そのうえで，ガイドラインとは何か，品質管理のポリシーとは何かについて議論し，その本質を理解してもらうことで，治療全体の品質を向上させることを目指す記載とした。
　米国では，米国医学物理学会（AAPM）の報告があり，放射線治療QAのガイドラインとしての地位を占めてきた。1994年に，外部放射線治療を中心として「TG-40（Task Group; Comprehensive QA For radiation oncology）[2]」として物理学的QAの基本がまとめられた。その後，外部放射線治療AAPMのTGも2009年に「TG-142（Quality assurance of medical accelerators）[3]」として大幅な改訂を遂げ，本書ではその新しい規準を取り入れた。

　本書では，高精度放射線治療については，そのエッセンスのみを記載した。JASTROには，これら個別の治療に応じたガイドラインがあり，詳細はそれらを参照されたい。また，前書に引き続き，本書は外部放射線治療を中心にした放射線治療における品質管理のガイドラインとなっており，小線源治療について

は，JASTROの『密封小線源治療－診療・物理QAガイドライン－』[4]を参照して欲しい。

　本書は大きく，「総論，物理QA，臨床QA」の3部から構成される。総論では放射線治療全体を俯瞰し，品質管理の意味・考え方，対応方法についても記載した。しかし，議論が尽くされていない部分もあることから，今後，定期的な見直しを行うことで，技術・手法の進歩に追従して版を重ねるようにしたい。

平成28（2016）年3月1日
JASTRO QAシステムガイドライン改訂ワーキンググループ

【参考文献】
1) 日本放射線腫瘍学会QA委員会編．外部放射線治療におけるQuality Assurance（QA）システムガイドライン．日本放射線腫瘍学会会誌, 11（S2）, 2000．
2) Kutcher GJ, Coia L, Gillin M, et al. Comprehensive QA for radiation oncology: report of AAPM Radiation Therapy Committee Task Group 40. Med Phys. 1994; 21（4）: 581-618.
3) Klein EE, Hanley J, Bayouth J, et al. Task Group 142, American Association of Physicists in Medicine. Task Group 142 report: quality assurance of medical accelerators. Med Phys. 2009; 36（9）: 4197-212.
4) 日本放射線腫瘍学会小線源治療部会ワーキンググループ編．密封小線源治療－診療・物理QAガイドライン－．JASTRO公認ガイドライン, 2013．

JASTROガイドライン 作成メンバー及び利益相反に関する記載

QAシステムガイドライン改訂ワーキンググループ

新保 宗史（長）	木藤 哲史	尾方 俊至	小久保 雅樹
国枝 悦夫	奥村 雅彦	荒木 不次男	清水 伸一
小泉 雅彦	小口 宏	中村 光宏	鬼丸 力也
池田 恢	舘岡 邦彦	小澤 修一	太田 誠一
奥村 敏之	隅田 伊織	金子 勝太郎	芳賀 昭弘
玉木 義雄	西尾 禎治	丸橋 晃	
遠山 尚紀	熊崎 祐	沼崎 穂高	
黒岡 将彦	岡本 裕之	唐澤 克之	

協力者

河内 徹	辰己 大作	脇田 明尚	飯田 融	高倉 亨
川守田 龍	角谷 倫之	小島 徹	林 直樹	成瀬 恭子
五所 正彦				

各章のとりまとめ

総論：国枝，小泉，新保
物理技術：新保，奥村，遠山，木藤，黒岡
臨床：国枝，玉木

JASTRO QA委員会（平成26～28年）

委員長：佐々木 良平　　前委員長・委員：小泉 雅彦
委員：国枝 悦夫　　委員：木藤 哲史　　委員：西尾 禎治
委員：奥村 雅彦　　委員：池田 恢　　委員：石川 正純
委員：新保 宗史　　委員：舘岡 邦彦
委員：黒岡 将彦　　委員：隅田 伊織

利益相反に関する記載

- 小久保雅樹は，平成28年3月31日まで三菱重工業株式会社から報酬及び研究費を受けていた。
- 小澤修一は，RTQMシステム株式会社の代表取締役に就任し，株式を所有している。
- 金子勝太郎は株式会社Varian medical systemsに所属している。

CONTENTS

序文 ……… iii
ガイドライン改訂にあたり ……… iv
はじめに ……… vi

1 総論

1.1 本ガイドラインの目的と方針　　　　　　　　　　　　　　　　　　　　　1

1.2 QAとは　　　　　　　　　　　　　　　　　　　　　　　　　　　　　　4

1.3 QAの目的　　　　　　　　　　　　　　　　　　　　　　　　　　　　　5

1.4 施設QAとQAレベルの均質化

◆1.4.1 QA/QCとして必須の手段
　1.4.1.1 線量計校正と出力線量の第三者確認 ……… 6
　1.4.1.2 目的に応じたQA手段 ……… 6

1.5 施設におけるQAプログラム

◆1.5.1 施設における統合的QA ……… 9
◆1.5.2 病院におけるQA委員会とQAチーム ……… 9
◆1.5.3 QAプログラムの構築と文書化
　1.5.3.1 文書化（ドキュメンテーション）の目的 ……… 11
　1.5.3.2 組織における目標と基本方針 ……… 11
　1.5.3.3 部門全体としての活動の重要性 ……… 12
　1.5.3.4 QAプロジェクトチーム ……… 12
　1.5.3.5 QAプロジェクトの準備と計画 ……… 12

1.6 診療規模別放射線治療実施体制について

◆1.6.1 施設規模ごとの実施体制 ……… 14
◆1.6.2 施設規模とQA ……… 15
◆1.6.3 施設規模に応じたQA機器 ……… 17

1.7 装置の導入・廃棄・更新について　　　　　　　　　　　　　　　　　　18

1.8　第三者監査　　　19

1.9　放射線治療部門の運用
- ◆*1.9.1*　病院内での放射線治療部門の位置づけ……20
- ◆*1.9.2*　放射線治療部門長，その他の責任者の責務……20
- ◆*1.9.3*　各職種の役割と責任……20
- ◆*1.9.4*　チーム医療の必要性……22
- ◆*1.9.5*　部門内カンファレンス……22
- ◆*1.9.6*　クリティカルパス（クリニカルパス）……23
- ◆*1.9.7*　腫瘍ボード（キャンサーボード）……24

1.10　放射線治療におけるリスクマネジメント
- ◆*1.10.1*　リスクマネジメントとは……25
- ◆*1.10.2*　リスクマネジメントのプロセス
  - *1.10.2.1*　目標の設定とコミュニケーションおよび協議……25
  - *1.10.2.2*　リスクのアセスメント……25
  - *1.10.2.3*　リスクへの対応……26
  - *1.10.2.4*　モニタリングおよびレビュー……28

1.11　医療過誤発生時（クライシスマネジメント），災害時の対応
- ◆*1.11.1*　過誤照射等の事故時の対応……30
- ◆*1.11.2*　災害時の対応……34

2　物理・技術的QA

2.1　物理・技術的QA総論
- ◆*2.1.1*　物理技術QAガイドラインの目的……35
- ◆*2.1.2*　放射線治療のプロセスとQA/QC……36
- ◆*2.1.3*　許容レベルと介入レベル……37

2.2　吸収線量の標準化
- ◆*2.2.1*　線量統一の臨床的意義……40
- ◆*2.2.2*　水吸収線量標準……40
- ◆*2.2.3*　リファレンス線量計の校正……41
- ◆*2.2.4*　モニタ線量計の校正
  - *2.2.4.1*　基準出力（ベースライン）……41

2.2.4.2　光子線と電子線の出力不変性試験………42
　　　2.2.4.3　粒子線の出力不変性試験………42
　　　2.2.4.4　モニタ線量計………42

2.3　測定機器の品質管理

◆2.3.1　品質管理に必要な測定機器………44
◆2.3.2　電離箱線量計………44
◆2.3.3　固体検出器………44
◆2.3.4　フィルム………45
◆2.3.5　多次元検出器　　………45
◆2.3.6　EPID………45
◆2.3.7　ファントム………46
◆2.3.8　温度計・気圧計………47
◆2.3.9　その他の機器　　………47

2.4　治療装置の品質管理

◆2.4.1　治療装置の受け入れ試験とコミッショニング………48
◆2.4.2　ビームデータ測定………49
◆2.4.3　一般的治療装置の品質管理………51
◆2.4.4　高精度照射用専用装置の品質管理………53

2.5　位置決め装置の品質管理

◆2.5.1　患者の固定………58
◆2.5.2　放射線治療計画用CT装置………59
◆2.5.3　X線シミュレータ装置………60
◆2.5.4　線形・非線形画像照合………61

2.6　治療計画装置の品質管理

◆2.6.1　治療計画装置の受入試験・コミッショニング………64
◆2.6.2　線量計算アルゴリズム………65

2.7　患者プランの線量検証　　　68

2.8　治療計画情報の登録と検証　　　70

2.9　位置照合の実施

◆2.9.1　目的………72
◆2.9.2　計画時のマージン設定………72

- ◆ 2.9.3　幾何学的位置の不確かさ（系統的成分と偶発的成分）……… 72
- ◆ 2.9.4　位置補正のプロトコール ……… 73
- ◆ 2.9.5　撮影線量について ……… 73

2.10　各治療技術の品質管理

- ◆ 2.10.1　電子線治療
  - 2.10.1.1　線量計測（すべてのレベル）……… 75
  - 2.10.1.2　治療計画装置のコミッショニング（レベル2）……… 76
  - 2.10.1.3　線量処方と患者治療（レベル1と2）……… 76
  - 2.10.1.4　不均質補正（レベル2）……… 77
  - 2.10.1.5　特別な電子線治療（レベル3）……… 77
  - 2.10.1.6　既出ガイドライン ……… 77
- ◆ 2.10.2　全身照射
  - 2.10.2.1　TBIの物理・技術的コミッショニング ……… 79
  - 2.10.2.2　定期QA/QC ……… 79
  - 2.10.2.3　照射前/照射中の線量測定 ……… 79
- ◆ 2.10.3　定位放射線照射
  - 2.10.3.1　概説 ……… 81
  - 2.10.3.2　治療計画から照射までにおける注意点 ……… 82
  - 2.10.3.3　精度管理項目とその実施例 ……… 83
  - 2.10.3.4　既出ガイドライン ……… 83
- ◆ 2.10.4　強度変調放射線治療
  - 2.10.4.1　IMRTの定義 ……… 84
  - 2.10.4.2　治療装置の品質管理 ……… 85
  - 2.10.4.3　治療計画装置の品質管理 ……… 85
  - 2.10.4.4　治療計画 ……… 85
  - 2.10.4.5　線量検証 ……… 85
  - 2.10.4.5　既出ガイドライン ……… 86
- ◆ 2.10.5　画像誘導放射線治療
  - 2.10.5.1　概説（IGRTの定義，位置付け，装置）……… 87
  - 2.10.5.2　QA/QCの基本的な考え方（手法，許容値，安全管理など）……… 88
  - 2.10.5.3　既出ガイドライン ……… 90
- ◆ 2.10.6　呼吸性移動対策
  - 2.10.6.1　治療計画時および照射時における注意点 ……… 91
  - 2.10.6.2　精度管理項目とその実施例 ……… 92
  - 2.10.6.3　呼吸性移動対策ガイドライン ……… 93

3 臨床QA

3.1 放射線治療の流れ　　95
- **3.1.1 治療決定のために必要な項目**
  - *3.1.1.1* 病歴……97
  - *3.1.1.2* 現症……98
  - *3.1.1.3* 局在診断（原発部位診断）……99
  - *3.1.1.4* 病理診断（病理形態学的診断）……100
  - *3.1.1.5* 病期（進展度診断）……101
  - *3.1.1.6* 臨床検査……102
  - *3.1.1.7* 画像情報……102
- **3.1.2 治療方針・治療目標の定義**……103
- **3.1.3 インフォームド・コンセント**
  - *3.1.3.1* インフォームド・コンセントにおける説明義務……103
  - *3.1.3.2* インフォームド・コンセントが成立するために必要な要件……104

3.2 治療計画
- **3.2.1 はじめに**……106
- **3.2.2 治療計画記録の重要性**……106
- **3.2.3 治療計画における体積**……106
- **3.2.4 線量処方**……108
- **3.2.5 治療計画**……109

3.3 治療効果と正常組織反応の評価（治療中, 治療後）
- **3.3.1 治療中の診察と経過観察**……111
- **3.3.2 治療効果の判定**
  - *3.3.2.1* 腫瘍サイズの測定法……112
  - *3.3.2.2* 放射線治療効果判定基準……112
  - *3.3.2.3* 固形がんの治療効果判定のための新ガイドライン（RECIST ガイドライン）―改訂版 version 1.1（JCOG 日本語訳）の概要……113
  - *3.3.2.4* その他の効果判定基準……114
  - *3.3.2.5* 組織学的効果判定……114
  - *3.3.2.6* 自覚的改善度の評価……115
- **3.3.3 急性反応と晩期反応**……115
- **3.3.4 QOLの評価と記載法**
  - *3.3.4.1* QOLとその評価……117

  3.3.4.2 QOL と患者ケア……118

3.4 治療成績の記載

- ◆*3.4.1* はじめに……120
- ◆*3.4.2* 生存期間の起点……120
- ◆*3.4.3* 奏効率と消失率，奏効期間……121
- ◆*3.4.4* 生存率と生存期間……121
- ◆*3.4.5* 再発の評価
  - *3.4.5.1* 再発および再燃の定義……122
  - *3.4.5.2* 再発部位の定義……122
  - *3.4.5.3* 再発率と再発をイベントとする生存期間……122
- ◆*3.4.6* 生存時間解析……123

3.5 記録とデータ保存

- ◆*3.5.1* 診療録と照射録
  - *3.5.1.1* 背景，統一された記録の必要性……124
  - *3.5.1.2* 照射録の記載項目……124
- ◆*3.5.2* 治療データの電子保存
  - *3.5.2.1* 背景……128
  - *3.5.2.2* 電子化移行時の検討事項……129
  - *3.5.2.3* 統一ルール／相互運用と標準化……130
  - *3.5.2.4* 照射録のペーパーレス化……130
- ◆*3.5.3* JASTRO 放射線治療症例全国登録事業（JROD）
  - *3.5.3.1* 背景，目的……131
  - *3.5.3.2* データベース概要……132
  - *3.5.3.3* データの集積……133
  - *3.5.3.4* データ解析と期待される成果……133

略語……135
用語集……136
付録……139

1 総論

1.1 本ガイドラインの目的と方針

　本ガイドラインは，放射線治療における品質管理・品質保証の考え方およびその手法を明確にし，臨床に関わる人員の意識が統一され，向上することにより，提供する医療の質が一定のレベル以上になることを目的にしている。この目的が実現できるよう以下の方針を採った。

　『Quality Assurance（QA）システムガイドライン2000』は統合的QAに重きを置いており，その理念において現在でも十分通用するものである。ここでは装置のQAのみでなく，放射線治療部門QA及び臨床的QAについて言及している。本ガイドラインもこの方針を踏襲しており，以下のような基本的理念に留意した。

> 1．複雑になる放射線治療において，患者に提供する治療の質を保証するというQAの目的のために，個々の装置の品質管理のみでなく，部門全体，すなわち放射線治療システムのQAマネジメントを行う。
> 2．放射線治療部門内でのすべての過程において，QAが脆弱な部分を作らない。
> 3．施設規模に違いによらず，全ての放射線治療施設で本ガイドラインが適用され，基本的には同様なQAを実施する。

　この理念に合致するようにいくつかの項を追加し，全体を大きく改訂した。しかし，「はじめに」にも述べてあるように，本ガイドラインのみで完結しているのではなく，すでに個別のガイドラインがあるものについてはそれを参照するようにした。技術の進歩が著しい分野についての包括的な記載は現実的でないからである。同様に，特殊な分野についての記載も省いてある。

推奨レベルについて

　本ガイドラインで使用する用語については，指針と推奨レベルの観点から，各項目が以下のどれに相当するのかを意識した。しかし，本ガイドラインの性格上，各項目の推奨レベルは必ずしも明確でないことがあるが，付記するような語尾で概ね判断できる。

> 1．現行の保険診療報酬上の必須条項
> 　……が保険診療上定められている。／……しなければならない。
> 2．勧告（必須事項）：どこの施設でも施行が強く推奨されるレベル
> 　……が強く推奨される。／……されるべきである。／……が強く求められて

いる。／……の必要がある。／……すること。
3．推奨（望まれること）：おこなうことが好ましいが必須ではない項目。目安として，現状の多くの施設で実現可能なレベルのもの
　　　……が推奨される。／……が望ましい。／……が求められている。
4．許容：推奨の有無は別として，施行してもよい，差し支えないもの
　　　……してもよい。／……が許容される。
5．不可（許容されない）：実施してはいけないもの
　　　……してはならない。／……は禁止される。

処方線量の精度について

　本ガイドラインでは患者に投与される線量の精度は処方線量の±5％以内を目標とする。国際放射線単位計測委員会（International Commission on Radiation Units and Measurements: ICRU）のレポート24（ICRU 1976）[1]では処方線量の±5％以内で投与することが目標とされ，米国医学物理協会（American association of Physics in medicine: AAPM）TG-13[2]でも同様に勧告されている。また，AAPM TG-142（2009）[3]でも引き続きこの基準が用いられている。

臨床試験

　本ガイドラインは日常診療を目的としたものであり，臨床試験のQAは本来の範疇ではないが，関連する部分について簡潔に記す。本ガイドラインの個々の項目は臨床試験におけるQAのための基礎として適用されうるし，また参考にしていただきたい。

注意事項

　本ガイドラインは放射線治療QAの性質上，必ずしも明確なエビデンスに基づいた形式ではない。また，放射線治療全般を広く網羅し具体的な内容を規定するものではなく，日常業務での一般的な指針を示したものである。

　各施設においては，本ガイドラインの内容を実現すべく努力すべきであるが，実現できるかどうかは施設の状況に依存する。これらが実現できないことは，訴訟などにおいて施設に落ち度があると判断されることにはならない。また，法律ならびに指針等が整備されることにより，本ガイドラインに記載された事項との矛盾が生じた場合は，法律に従い，他のガイドライン等も考慮すべきである。実施される治療および品質保証の業務は施設の責任で実施するものであり，日本放射線腫瘍学会は責任をもつものではない。

【参考文献】

1) International Commission on Radiation Units and Measurements Report 24. Determination of Absorbed Dose in a Patient Irradiated by Beams of X- or Gamma-Raysin Radiotherapy Procedures. Bethesda, MD: ICRU, 1976.
2) Svensson, G. K., N. A. Baily, R. Loevinger, et al. Physical Aspects of Quality Assurance in Radiation Therapy. New York: American Institute of Physics, 1984.

3) Klein EE, Hanley J, Bayouth J, et al. Task Group 142, American Association of Physicists in Medicine. Task Group 142 report: quality assurance of medical accelerators. Med Phys. 2009; 36 (9) : 4197-212.

1.2 QAとは

　QA（Quality Assurance：品質保証）とは，「顧客，利用者に製品またはサービスの品質を保証すること」であり，最近では，顧客（患者）に対しての品質保証を目標とした「管理体制」であること強調し，「品質マネジメントシステム」QMS（Quality Management System）が提唱されている（用語集136ページ参照）。

　放射線治療では，患者が放射線治療部門に初めて受診してから経過観察までを含み部門のあらゆる活動が品質保証の対象となる。すなわち放射線治療のQAとは，より広義には，QMSに関連して放射線治療の質を保証するための活動全般と理解される。

　QAはQC（品質管理）と混同されてQC/QAの一体として，あるいはQA＝「品質管理」として誤用されていたこともあるが，本来の語義に沿った使い分けが推奨される。

　医療における品質の評価としては「日本医療機能評価機構」などが第三者組織として病院全体の医療の質的内容を評価している。放射線治療に関する各評価事項は少ないが，第三者評価の取組みを理解するうえで有効である。ISO9001の取得は製造業をはじめ，ホテルなどのサービス業を含めた産業界では品質保証の基準として一般的であり，医療機関においても取得する例も増えている。各段階，各プロセスの膨大な文書化が要求されるなど，病院においての取得は障壁も高いが，手順の標準化，文書化の重要性などを含めて放射線治療における統合的品質管理の考え方とは合致しており，今後，取り入れていくことが推奨される。

1.3 QAの目的

「部門が統合し全体として機能し，安全に最良の治療が行われることを患者に保証すること」が放射線治療のQAの最終的な目的である。具体的には医療の質と安全を確保し，より効果的，効率的で快適な医療を提供することである。

より確固たるQAを行うためにQMSを導入することは，一時的には負担とも見えるが，最終的なトータルコストを低減するためのものであり，QMSが必要な理由として以下を挙げることができる。

1）治療レベルの確保

QAプログラムを適用し，部門全体の運用体制を検討することによって無駄のない，かつ効率が良いシステムが得られ，結果としてより良質の治療を普遍的に提供できる。広範なQMSの導入により，わが国全体としての治療成績が向上する可能性がある。

2）治療実施条件および状況の明確化

重篤な晩期合併症の発生防止は重要であるが，放射線治療においては障害に関連する事項が多様であり，治療の実施においては全ての状況を明確にし，記録しておくシステムの確立が重要である。診療録などへの疾患，治療関連事項の記載とともに，詳細な治療条件，各部位への線量の記録などが求められる。また装置の発展により，3次元治療計画記録，位置照合や線量のデジタル記録などが可能になっている。より効果的・統一的に治療条件を記録し明確化することは，治療の改善，将来の治療開発にもつながる。

3）放射線治療に伴う事故の防止

放射線治療におけるQA体制は施設で完結するものではなく，事故防止のために施設間での情報の共有が必要である。これまでの事故の原因・背景を探れば，一部の国ではQMSにおいて照射線量一定以上の差異を生じた場合にはQA管理センターに報知する義務を負わせるなど，より大きな間違いを生じぬように努めている。米国では事故，ニアミスをウェブ上で報告し集積するシステム（RO-ILS: Radiation Oncology Incident Learning System）が開始されている。わが国でも同様の仕組みを導入し，さらに臨床面でも予期しない有害事象を報告，蓄積，解析するようなシステムを構築すべきである。

4）臨床試験による要求

放射線治療の関与する臨床試験では，治療の均質性を確保するために，全般的，および試験個々の目的に応じた品質管理プログラムの実施が求められる。参加施設のプロトコール規定からの逸脱が治療成績の低下に結びつくことが報告されている。施行者にとっては，この規定の遵守が施設の実臨床における品質保証の度合いを反映する，すなわち「『Levels of RTQA within EORTC』[1]で述べられた『治療レベルの確保』が保障される」と考えられるからである。

1.4 施設QAとQAレベルの均質化

◆1.4.1 QA/QCとして必須の手段

1.4.1.1 線量計校正と出力線量の第三者確認

放射線治療を実施する施設は，適切に校正された線量計を用いて標準的な線量計測プロトコールに従い，放射線治療装置の線量校正を実施する。施設の線量計は一次線量標準，あるいは二次線量標準への追跡が可能（traceable）である必要がある。線量計は「計量法校正事業者登録制度」（JCSS）を取得し，国家線量標準へのトレーサビリティが確保された機関での校正が必須である。線量計の校正は，年1回実施することを強く推奨する。施設内に複数ある場合には基準線量計を決め，その線量計について年1回の校正を実施すべきである。

放射線治療装置から出力される線量は，第三者による計測により確認することを強く推奨する。第三者監査としての出力線量測定は2014年以降「がん診療連携拠点病院」の指定要件として規定されているが，わが国のすべての外部照射治療施設が受審することを強く推奨する。また第三者による出力線量の確認は，装置ごとに3年に1回実施することを強く推奨する。わが国では，ガラス線量計を用いた郵送による出力線量測定が事業化されている。

1.4.1.2 目的に応じたQA手段

1．多施設共同臨床試験での放射線治療QA

1）ダミーラン

施設の接続能力（connectivity），プロトコールへの対応能力（compliance）をチェックする方法である。ダミー症例のCT画像を参加施設に配付し，プロトコール記載に基づきその症例の標的の描出や技術面での選択をする。

2）個々の症例のレビュー

プロトコールに応じたモニタリング法として行う症例のレビュー。個々のプロトコールに特化した項目を扱い，参加施設の実施状況の質的評価を，除外症例が登録されているか，書類の発行が時宜を得ているか，質はどうか，およびプロトコール治療への対応能力について監査する。施設単位で症例数を限定する場合と，プロトコール単位で多数例をレビューする場合とがある。

2．特定照射技術の目的に応じたQA

IMRT，VMATやTomotherapy，あるいは粒子線治療の施設では複雑な線量関連のチェックとして正当化が求められる。わが国でもSBRTやIMRT関連の臨床試験を実施する際に，前提条件として研究対象として実施され始めている。ちなみに高精度放射線治療QAの手段として，米国ではヒューストンRadiological Physics CenterなどImaging and Radiation Oncology Core Group（IROC）の6

施設・グループが実施している。

(参考1) 各種QA手段に関するEORTCにおけるレベルの設定
European Organisation for Research and Treatment of Cancer (EORTC) Radiation Oncology GroupはりんしょうQAのための各種の手段をRTQAレベルとして以下のように規定している。

第1レベル：施設線量計のトレーサビリティ
　医学物理士が外部監査（第2レベル）の際に実施・確認することが前提である。
第2レベル：第三者検証としてのQA
　臨床を含んだ包括的監査として，できれば放射線腫瘍医，少なくとも物理・技術（と管理）部門の専門家が第三者的監査を実施し，必須項目に合致していることを確認する。
第3レベル：多施設共同臨床試験のQA要件としてのダミーラン
第4レベル：多施設共同臨床試験のQA要件としての個々の症例のレビュー
　施設単位で症例数を限定する場合と，プロトコール単位で多数例をレビューする場合とがある。
第5レベル：複雑な照射技術のQA
　たとえばIMRT，VMATやTomotherapyの施設が複雑な線量関連を正当化する手段として用いる。高精度放射線治療のQA手段として，米国ではヒューストンRadiological Physics CenterなどImaging and Radiation Oncology Core Group (IROC) の6施設・グループが実施する。

　ここで，出力線量測定の第三者監査は「第2レベル」に包含されると考えられるが，RTQAレベルでの記載はない。

(参考2) わが国のQC/QAの活動
　従来，わが国における放射線治療用線量計の校正に関しては，日本医学放射線学会がボランティア的活動として管理していたが，2004年からは事業として（公財）医用原子力技術研究振興財団が継続している。2008年には「計量法校正事業者登録制度」（JCSS）の認定を取得し，国家計量標準へのトレーサビリティが確保された。
　また加速器出力の第三者検証の手段として，ガラス線量計素子送付による出力測定事業が2007年から上記財団により開始され，同年にIAEAより同財団が第三者出力測定機関として認められた（RTQAレベル2）。訪問調査による包括的QA体制も同財団により対応できる体制にある。
　多施設共同臨床試験における放射線治療のQC/QAの体制は，日本臨床腫瘍研究グループJCOGが1999年に放射線治療委員会を立ち上げ，内部にQC/QAチー

ムが設置された。2002年以降は，放射線治療を含む臨床試験ではすべて放射線治療のQC/QAが実施されている。すなわち症例のレビューが実施される（RTQAレベル4）。また，JCOG放射線治療グループは体幹部定位放射線治療SBRTの臨床試験JCOG0403の実施に際して，身体模擬ファントムを用いて放射線治療の精度の確認，治療計画のレビューを実施している。いずれも研究活動の一環として実施されている（RTQAレベル5）。

【参考文献】
1) Levels of RTQA within EORTC: groups.eortc.be/radio/res/2013.

1.5 施設におけるQAプログラム

◆ 1.5.1 施設における統合的QA

放射線治療におけるQAは，放射線治療部門におけるすべての活動に関わる。その点で，装置のQAと区別して「統合的QA」ということもある。放射線治療におけるQAプログラムについては，AAPMから発行されたTG40などに詳しく述べてられている。またESTRO Booklet 4には実務的な内容が簡潔に述べられており，本ガイドラインではその概略を示す。

◆ 1.5.2 病院におけるQA委員会とQAチーム

QA委員会

QA委員会の目的は，「患者とスタッフの安全を確保し，放射線治療の質を保つために設置するもの」であり，人的構成は「QA委員会の委員長を放射線腫瘍部長もしくは放射線腫瘍医とし，事務局は品質管理室もしくは医学物理室」とする。構成員として，各職種の代表（他科・事務部門）などを加えたほうがよい。部門内に設定し，日常的に取り決めや情報交換，規定・記録文書の作成を行う「実務委員会」と，これとは別に「外部委員」を入れ，第三者的な評価をする「拡大QA委員会」を設けてもよい。管理対象とすべき装置は，外部照射装置，小線源装置及び治療計画（装置），付随するCT，X線装置などであり，管理対象とすべき業務内容は，実行治療の内容と治療後の経過・転帰情報の管理などの技術，臨床的業務と品質管理過程の維持，改善等のQMSに関する業務そのものである。

すべての放射線治療施設においては，QA委員会を設置することが強く推奨される。各施設においてQA実施の責任者を定め，QA委員会で検討，承認されたQAプログラムを実施すべきである。QAプログラムを監視および監査し，医療の質を保証するための施策を文書化し，各々の勧告項目が確実に実施されたことを記録しなければならない。

QA委員会には責務を実行するための権限が必要であり，院内で公的に認められたものとして委員会規定を設定すべきである。またQA委員会においては，対策基準を超過した場合や，その他のミスがみられた場合，手順にミスが発見された場合などの事例を十分に検討しなければならない。QA委員会は定期的に開催する。勧告は文書によって明確に関係者に提示する。これらの記録は定められた期間，保存する。

QA委員会の構成例は図1.5.2のようになる。

図1.5.2 QA委員会の構成と役割

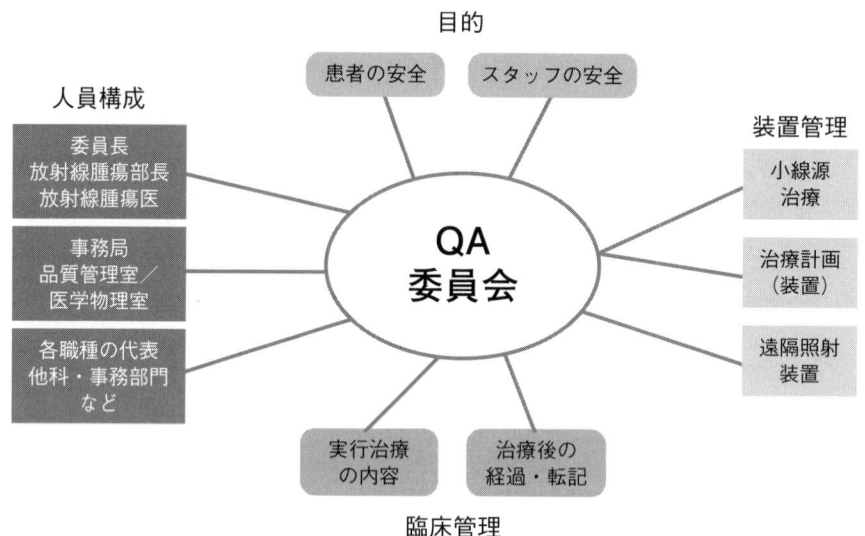

QAチーム

　QAの各項目の検討と実施のためにQAチームを構成する．検討項目ごとに，いくつかのチームを編成してもよい．放射線治療のスタッフ数が限られている場合には，いくつかの項目のチームも重複するメンバーで構成されるが，治療のプロセスに従った構成を明確にしておくことが推奨される．

　本ガイドラインの前身が発行された2000年当時の日本では，専任の治療医，診療放射線技師すらいない病院が多かった状況は，現在では一定程度改善されているが，特に医学物理士の専従化の点などでまだ改善は十分ではない．医学物理士がいない病院では，放射線治療品質管理士，診療放射線技師が放射線治療機器に関するQA，QCの業務を行うこととなるため，治療専任の診療放射線技師，品質管理専任者の配置と教育訓練が必要である．この業務に関わる業務負担増について，十分な評価をして適正配置を行うことがこの体制を円滑に維持する重要な要素となる．また，放射線治療精度確保を目指し部門全体の統合的QMSを推進するためには，チーム医療を担うすべての専門職種間の協力体制が不可欠である．

　また，放射線治療の関連部門として品質管理室または医学物理室が設置される場合があるが，組織図上でどこに位置させるかは実務的にも重要な問題である．病院長直属に品質管理室を設置する場合と，診療部門（医師），技術部門（技師）と並列して設置する場合がありうる．放射線治療部門の中でサブセクションが設置できる程度の規模があるかにもよる．

◆1.5.3 QAプログラムの構築と文書化

1.5.3.1 文書化（ドキュメンテーション）の目的

　QA/QCは文書（ドキュメント）管理と密接な関係がある。品質管理においては文書化することによって，品質管理手順を一定の書式に従って明確に記載し，実施に役立てるという直接的な利点がある。さらに，手順を明確に文書に対応させることで，複雑な業務全体を可視化できる。全貌を見渡せないような絡み合った複雑な手順を，文書化によって客観的に検討可能とし，潜在する問題点を明らかにして改善を可能にすることができる。また外部に対しては，品質管理の状況を透明性の高いものにし，適切な文書に従って品質管理を施行していることを保証する手段となる。

　文書化においては，題名と日付，改訂の記録，記載者，承認その他の項目の記載法を定めて統一的に管理する。また，高いレベルのより抽象的な文書から，より具体的な手順の記載等，段階的により詳細に，最初に要求したことを徐々に細分化していく。

　ESTRO Booklet 4 [1] は，以上のような観点から文書を3レベルに分類しており，QMSは以下の3つの階層から成る。

レベル1：施設の品質管理方針であり，品質管理の目的を定義
　施設の目的に合わせた品質管理の戦略と，影響するすべての事柄をどのように管理するかという構造の記載である。これは品質マネジメントシステムのすべての部分に関与する。
レベル2：品質システムに含まれるすべての手順（procedure）に関しての記載
　1つの「手順」は，1つの文書と対応し，放射線治療のプロセスのある特定の段階に関しての記載で，たとえば，患者への照射スケジュールを確立する手順などがある。
　この手順文書は，手順の範囲（何に関してか，どこまで包含するか）の定義，関与する各自の責任（だれが実行責任を負うか，だれがどの領域を担当するか），実際の行動の概要（なにがなされるべきか）を含む。
レベル3：詳細な作業指示
　レベル2文書にある「手順」に対するもので，どのように実際レベルでどのように行うべきかを記載する。

1.5.3.2 組織における目標と基本方針

　目標と基本方針を明確にするため，レベル1文書にいくつかの目的を記載す

る。たとえば，部門が取り扱う患者に対して十分ながんケアを提供する，粒子線，トモセラピーなどの特殊治療，または小児などの特殊ながんに重点を置き対応する，地域の研修病院になる，等が目的の場合がある。

　レベル2文書では，レベル1の文書の基としたデータの取得に必要な手順をリスト化し記載する。また，レベル2文書自身の目的と方針も記載する。レベル2での規程の例は，以下のようになる。

1）レベル1文書の管理，改訂にだれが責任をもつか。
2）データ（たとえば患者の数においての）の提供方法。
　　より良いフォローアップシステム，部門の治療結果の登録，合併症登録，アクシデント，ニアミス事象等の登録の必要性を詳しく述べることが重要である。
3）だれに交渉するか，だれが責任を取るか，だれに相談するか，だれが決定できるか。
4）どのようなタイムスケールで何を達成するか，達成できなかった時の対応。

1.5.3.3 部門全体としての活動の重要性

　QMSを実施するには，まず部門の全員がプロジェクトの目的を十分に理解することが必要で，部門レベルでのコンセンサスが必須である。部門内で十分議論され，関与する全員から承認されていないガイドラインは守られないし，適切でない。

　「関係者が品質管理のシステムを完成させることに責任を感じること」は重要であり，またこれ自体がプロジェクトの大きな目標の1つである。これによって，「QMSを自分たちの業務を改善する，実践的な日常業務のガイドライン」としてとらえることができる。

1.5.3.4 QAプロジェクトチーム

　QMSを立ち上げるための作業は膨大であるために，プロジェクトチームを立ち上げるとよい。3，4人程度のプロジェクトチームが柔軟で生産的といえる。
　一般的には医師，医学物理士，診療放射線技師，看護師，その他の職種の代表者がメンバーになる。

1.5.3.5 QAプロジェクトの準備と計画

　プロジェクトの各段階について入念な計画を練る。1年から2年程度をかけてプロジェクトを構築する。途中で大きな変更無しに予定が達成できるように，スケジュールは十分現実的でなければならない。計画ペースが早すぎる場合は，すぐに遅れが始まって構成員のモチベーションが落ちることになる。ゆっくりとし

た進歩のほうが従いやすい。計画スケジュールが決まったならば，できる限り正確に従わなければならない。

　プロセスの中で明らかになった遅れは，文書化し，当初の計画日程になるべく近づくようにする。重大な出来事があった場合以外は，計画日程を変更しないようにする。

【参考文献】
1) ESTRO Booklet 4 "Practical Guidelines for the Implementation of a Quality System in Radiotherapy."

1.6 診療規模別放射線治療実施体制について

◆ 1.6.1 施設規模ごとの実施体制

2014年時点では，放射線治療施設の基本単位は，部門としての独立性を保持し，デュアルエネルギーのリニアック1台以上，CTシミュレータ，および3次元治療計画装置を有し，常勤医1名以上，治療専任技師1名以上，治療専従看護師1名以上により成り立つ。しかし，放射線治療の品質の維持向上を目指す点からは，常勤の品質管理者の配置は必須である。

表1.6.1 放射線治療部門スタッフの必要人数

職種	最低限の基準	理想的な基準
放射線腫瘍医（スタッフ）	施設に1名 年間患者数300名毎に1名追加（最低でもできる限界がある）	年間患者数200名毎に1名追加 1名に20名／日以上担当させない
放射線治療品質管理士	施設に1名	年間患者数300名毎に1名追加
医学物理士	協力施設間で1名	施設に1名 照射装置2台ごとに1名追加 または年間患者数400名毎に1名追加
診療放射線技師	治療装置1台に2名 治療計画用CTおよびsimulator使用時に配置可能	治療装置1台の患者数が30名を超えると1名追加 治療計画用CTおよびsimulator使用時に配置可能
放射線治療専門放射線技師	施設に1名 年間患者数120名毎に1名追加	治療装置1台に1名放射線治療専門放射線技師が配置可能
放射線治療専任看護師	施設に1名	年間患者数300名毎に1名追加
レセプショニスト	放射線治療情報管理担当者と兼任で施設に1名	年間患者数500名毎に1名追加
放射線治療情報管理担当者	レセプショニストと兼任で施設に1名	年間患者数500名毎に1名追加

※日本版ブルーブック2009年版の「地域医療施設」の内容（表8）を修正

これまでのわが国の状況は，多くの放射線治療部門において放射線腫瘍医が非常勤であったり，専任の診療放射線技師が確保されていなかったり，また看護師が常駐していないといった状況が目立っていた。部門に必要な人員・職種は着実に充実させてゆく必要がある。医師は放射線治療専門医であることが望ましい。施設の活動規模に応じて複数名であることが望ましい。殊に2016年1月に公表された，後述のJASTRO認定施設認定規程においては，学会認定施設A，BおよびCでは放射線治療専門医を含む放射線腫瘍医の専従勤務は必須である。治療専任技師は専従が必須である。また高エネルギー放射線治療装置1台について，2

名以上の診療放射線技師の配置が必須である。治療専任の診療放射線技師については，日本放射線治療専門放射線技師認定機構が放射線治療専門放射線技師を認定しており，認定施設AおよびBでは，1名以上の放射線治療専門放射線技師の専従が必須である。

　常勤の医学物理士を配置する必要性は上述のとおりである。また外来放射線照射診療料算定の基準からは，現実的には治療部門専従の看護師の配置が必須と考えられ，必要度に応じて複数名の配置が望ましい。また，がん放射線療法看護認定看護師またはがん看護専門看護師であることが望ましい。

　がん医療の増大・拡充，技術の高度専門化とその伝承の必要性から，従来の規程では必要人員として算定されなかった以下の人員も必要と考えられる。

　研究・教育・運営業務のための職員の追加は，米国ブルーブックでは放射線治療部門の人員として必要とされている。2016年から始まる新・専門医制度では，第三者機関である一般社団法人日本専門医機構が専門医を認定することとなっており，その教育課程では，教育・修練施設において指導医講習を受け，学会認定された指導医の存在は必須である。また2016年からのがん登録法の実施，および放射線治療症例全国登録事業 Japanese Radiation Oncology Database（JROD）の実施に伴って，がん登録実務者が，できれば放射線治療部門内に必要と考えられる。

◆1.6.2　施設規模とQA

　1998年に厚生省がん研究助成金阿部班から，放射線治療施設の規模に基づく装備・人員の基準化が提案された[1]。しかしPCS調査による実態は，それぞれが1段階低い階層に留まっていることが示された。日本版ブルーブックが2度にわたって刊行され，現代のわが国における放射線治療のさまざまな面での規範となっている[2]が，そこでは施設規模や放射線治療の業務量・能力に応じた3段階の階層構造（地域医療施設・センターB・センターA）（表1.6.2）およびそれぞれの背景基準，人的・物的資源および役割が示されている。

　2016年1月にJASTROから認定施設認定規程が示された。学会認定の条件はおおよそ日本版ブルーブックの地域医療施設が「認定施設C」，センター施設Bは「認定施設B」，センター施設Aは「認定施設A」にそれぞれ対応すると考えられる。QAの面からは，施設規模に応じて具体的内容・業務量は変わりうるが，業務の内容や質についてはそれぞれこのガイドラインに提示されるように一定水準を保つべきである。

表1.6.2 設備面および人的資源の面を基準にした放射線治療施設の階層化と人口密度および通院距離／時間を基準にしたグループ化による地域医療における機能の最適化（例）

施設のタイプ	役割	人的資源（例）	機械的資源（例）	設置基準（例）
放射線治療地域医療施設	標準治療[1]の実施 姑息・対症治療の実施	常勤医1名以上 治療専任技師1名以上 治療専任看護師1名以上	シングルあるいはデュアルエネルギーのリアニック1台以上 CTあるいはX線シミュレーター 3次元治療計画装置	一次医療圏あたり1施設以上
放射線治療センター施設B	上記に加えて先端治療[2]の実施	常勤医2名以上 JASTRO認定医1名以上 治療専任技師3名以上 医学物理士／放射線治療品質管理士1名以上 治療専任看護師2名以上	デュアルエネルギーのリアニック1台以上 高線量率ラルス治療装置 CTシミュレーター 3次元治療計画装置	二次医療圏あたり1施設以上
放射線治療センター施設A	上記に加えて最先端治療[3]の開発と導入 最先端治療の一般化のための実施要項の確立 グループ内の病院に対する技術的サポート 教育	JASTRO認定医3名以上 治療専任技師5名以上 医学物理士／放射線治療品質管理士1名以上 治療専任看護師3名以上	デュアルエネルギーのリアニック2台以上 高線量率ラルス治療装置 CTシミュレーター 3次元治療計画装置	三次医療圏あたり1施設以上

[1] 2008年末の時点での例：乳房温存療法の全乳房照射，合併症を有する肺がんに対する前後対向2門照射60 Gy，喉頭がんの根治照射66 Gy
[2] 2008年末の時点での例：前立腺がんに対する3DCRT（70 Gy以上），その他の臓器に対する3DCRT（多門照射），脳腫瘍に対するSRS，SRT，前立腺がんに対する125Iシード永久刺入
[3] 2008年末の時点での例：前立腺がんに対するIMRT，肺がんに対する定位放射線治療SRTおよびそれらにOn board imagingによる治療体位補正や動体追尾などを組み合わせた画像誘導放射線治療

　　　　2000年から，がん診療連携拠点病院が国によって指定されている[3]。当初，それらの施設の中には放射線治療設備をもたない地域・施設が多数みられた。2014年1月に指定要件が改訂され（新指針），この結果，従来のがん診療連携拠点病院の基準に満たない施設を「地域がん診療病院」として指定することとなった。集約化が図られることになったが，一方では都市部への集中などの医療格差を是認することともなった。また現実に，常勤医のいる放射線治療施設はほとんどが「がん診療連携拠点病院」にランク付けされることになろう。「地域がん診療病院」は「がん診療連携拠点病院」のない二次医療圏で指定され，現実には放射線治療設備がないか，あっても非常勤医師とスタッフで運営される施設ということになろう。

◆ *1.6.3* 施設規模に応じたQA機器

　提供する治療方法に応じて変わりうるQA内容に対応し，必要なQA機器品目が提示されている[4]。この文献での施設の分類は，コンベンショナルな治療のみを提供する施設をA施設とし，特殊治療（高精度放射線治療）の実施の有無でのランクで分類されている。たとえばここで示されたA施設（医師勤務の常／非を問わない：上記ブルーブックの地域医療施設等）で必須の品目が挙げられている。その一方で，使用頻度の低い物品の施設間における融通も提案されている。

　上記の日本版ブルーブックで示された階層構造での「地域医療施設」に相当する施設は，国指定新指針では十分に「連携拠点病院」としての機能を果たし得るし，現実に多くの施設は「連携拠点病院」に分類されるだろう。しかしまた「連携拠点病院」であっても，センターBの条件を満たさなければ，JASTRO認定施設Cにとどまる（になれない）施設が新たに生じることにもなる。この現実はとりあえず是認するとして，標準治療であるべき密封小線源治療については，その医療経済的な運用は受益者負担に頼るのはもはや限界で，経済・財政的支援を積極的に行うべきと思われる。また地域医療の維持が必要であるという観点から，ブルーブック「地域医療施設」でも一層の人員増加を望みたい。

【参考文献】
1) 阿部光幸, 他. 放射線治療施設の基準化に関する提案. 日放腫学会誌. 1998；10：249-57.
2) 日本PCS作業部会. がんの集学治療における放射線腫瘍学―医療実態調査研究に基づく放射線治療の品質確保に必要とされる基準構造―（日本版ブルーブック第2版）2009.
3) 厚労省健発0110第7号. がん診療連携拠点病院等の整備について. 2014.
4) 隅田伊織, 他. 放射線施設レベルと精度管理に必要な機器. 医学物理. 2012；31：84-9.

1.7 装置の導入・廃棄・更新について

　装置の導入にあたっては，行う治療技術に合わせて必要な人員を確保する必要があり，経験者を含むよう配慮する。治療実施前に必要な研修を受けること。

　装置導入前に実施する治療について，各診療科や，近隣の医療機関と連携を図ることが望ましい。治療装置の選定，スケジュールの検討には，放射線治療の担当者を含めて議論する必要がある。

　廃棄は，関連メーカー，日本アイソトープ協会と調整し，法令およびガイドライン[1]に従って行う。施設で行った治療情報については，必要な期間これを保持すること。

　更新は，患者の治療日程の調整，近隣医療機関との連携が必要であり，また，治療計画装置内のビームデータ管理を厳格にする必要がある。過去の医療過誤では，装置更新時や，人員配置の変更に伴う過誤発生も報告されている。一方，人員配置から医療過誤が明らかになることもあり，装置，人員の入れ替え時には，医療過誤発生頻度が高くなることを認識するとともに，品質管理の状態を再確認することで，より高品質な医療を提供できるよう配慮する。

　医療過誤の発生例について，放射線治療品質管理機構（http://www.qcrt.org/）の放射線治療品質管理資料集を参照されたい。

【参考文献】
1) 放射線治療装置における放射化物の管理に関する学会標準（http://www.jsrt.or.jp/data/activity/guideline/）

1.8 第三者監査

放射線治療部門におけるQAのより客観的な評価として，参考文献のほかにガイドライン内引用1.4.1.1を引用する[1-3]。臨床面まで含める包括的監査と，物理技術面のみに特化する方法がある。また施設内，あるいは施設外いずれにしても，当事者ではない（当事者からから独立した）専門職種者が行うべきである。内部監査としては，わが国では「放射線治療品質管理士」の制定とともに，施設内に「放射線治療品質管理委員会」を設けることとされた（1.5.2 QA委員会☞9ページ）。委員会を立ち上げ，また監査のための手順書を作成し，会議その他の記録を残すことにより，実績がより客観化すると考えられる。そのため，施設において委員会の設立は必須と考えられる。

外部監査は施設を超え，より客観的，普遍性をもつ手段である。わが国の現状は，むしろ郵送調査による部分的外部監査が軌道に乗りつつある。最低限のQA評価手段として，施設にとっては必須事項と考えられる。臨床面まで含めた，過去一時期に実施されたPatterns of Care Studyは施設・症例の2段階サンプリングによって，臨床面での種々の側面が明確になった。包括的外部監査の方向性として意義を見出しうる。病院施設単位では，日本病院機能評価機構が技術面のみならず，看護，事務面まで含めた医療全般の機能について，適切な医療提供が可能かを包括的に外部監査の形で評価している。

【参考文献】
1) 放射線治療品質管理機構. 放射線治療における医療事故防止のための安全管理体制の確立に向けて．
2) 放射線治療品質管理機構. 放射線治療品質管理機構将来検討委員会報告　2014.
3) Rosenblatt E, Zubizarreta E, Wondergem J, et al. Editorial The International Atomic Energy Agency (IAEA): An active role in the global fight against cancer. Radiother Oncol. 2012; 104 (3): 269-71.

1.9 放射線治療部門の運用

◆ 1.9.1 病院内での放射線治療部門の位置づけ

病院組織における放射線治療部門の位置は，病院の機能，規模，また歴史的経過によってさまざまである。放射線治療部門として統合され放射線治療部門の長（以下，部門長）のもとに診療放射線技師，看護師，医学物理士など関連スタッフが配置される，一体性をもった運営がなされるべきである。

◆ 1.9.2 放射線治療部門長，その他の責任者の責務

多職種が関わる放射線治療部門は，組織としての責任体制を明確にする必要がある。部門長は放射線腫瘍医であることが強く推奨される。常勤の放射線腫瘍医が所属しない施設では，放射線診断医等が部門長を兼務する場合もあるが，非常勤の放射線腫瘍医と密に連携し放射線治療部門の運営を行う必要がある。部門長は，放射線治療部門において実施されるすべての医療行為やQA活動においての管理責任がある。放射線治療部門の構成員が技術部門，看護部門などに所属することもあるが，必要な場合には人員の配置などに関与し，適正化に努めるべきである。

しかし，実際には放射線管理・放射線防護等を含み，部門内の全ての業務を詳細に把握することは困難であり，品質管理，技術部門，診療，防護などそれぞれに責任者を置き，責任体制の階層構造をつくることを推奨する。

◆ 1.9.3 各職種の役割と責任

放射線治療では，放射線腫瘍医，診療放射線技師，看護師，医学物理士，その他の職種によるチーム医療により医療を提供する。また，多くの業務を複数の職種が共に担当することで，より安全な放射線治療を実現できる。安全管理の点からも，各スタッフが業務とそれに伴う責任を分担して担当していくことが望ましい。各職種の業務分担は施設ごとに協議し，責任体制を明文化して規定する。また，QAプログラムの策定と実施は，各職種からなるQAチームが，あるいは部門の全員が行うことであり，医学物理士や一部の技師のみが担当すればよいというものではない。

以下に放射線治療に関わる放射線腫瘍医，診療放射線技師，看護師，医学物理士の役割と責任について述べる。施設規模ごとに推奨される各職種の人数などは（1.6 診療規模別放射線治療実施体制☞14ページ）を参照されたい。

放射線腫瘍医

放射線腫瘍医は，患者診察，線量の処方，治療時の監督および治療の記録に対して責任をもつ。すなわち治療方針，放射線治療の適否を決定する。治療の意義付け，照射の手段，照射範囲，投与総線量と投与スケジュールの詳細を決定す

る。また患者に対し，治療の目的・内容とその効果，有害事象（急性全身性，急性局所性および遅発性局所性）について説明し，患者の同意を得る。治療中（週1回以上），および治療後についても経過観察を適宜行い，適切な処置を行う。放射線腫瘍医には治療中に死亡した患者，または治療に対して通常とは異なる重篤な反応や，予期しない反応を示した患者の診療記録を再検討する責任がある。さらに各患者の経過観察を行い，治療の転帰を解析可能なように記録しなければならない。主要な疾患においては定期的に治療成績を評価することが望ましい。

診療放射線技師

　放射線治療を担当する診療放射線技師（放射線治療技師）は，放射線腫瘍医の治療方針のもとで，患者の固定具の作成，治療計画CT撮影，照射位置決めと照射について責任をもって担当する職種である。

　治療関連機器の導入，放射線計測，機器のQA/QC，保守対応，治療計画作成・線量検証等においては，関連職種と連携して行い，安全な放射線治療を提供する事が求められる。なお，放射線治療技師が治療関連機器の導入に関与する場合は，患者照射等の通常業務と兼務することは推奨できない。

　照射業務等に関連する記録を残すほか，放射線の安全使用に関する規程を策定し，適切に放射線を管理することも放射線治療技師の重要な役割である。

　また，放射線治療技師は担当業務上必要な事項に関して，患者へ説明することが望ましい。治療中の患者との対話や患者状態の観察については，看護師と連携し，放射線腫瘍医に報告するとともに，状況に応じて診察の必要性を進言する。

医学物理士

　放射線治療を担当する医学物理士は，治療関連機器の受け入れ・コミッショニング業務，定期的なQA/QC業務や，放射線腫瘍医の治療方針に従い治療計画作成・線量検証業務について責任をもって担当する職種である。医学物理士の業務範囲は，各施設の状況で違うこともあるが，患者への照射業務を兼務することは推奨できない。その他の業務においては，関連職種と連携し，必要に応じて担当し，安全な放射線治療を提供することが求められる。

　装置導入やQA/QC業務等に関連する記録を残し，将来的に検証できるように明確かつ具体的に記述することも医学物理士の重要な役割である。また，放射線治療に関連する機器の保守管理等については，放射線治療技師と連携し実施し，医学物理士がデータを統合し監督すること。そのため，医学物理士は関連職種と連携して，医療安全のための指針や手順書等の作成および定期的な研修を実施するなど，適正な医療を確保するための対処に努めるべきである。

看護師

　放射線治療に従事・関与する看護師は，患者とその家族に対して，治療が安全・確実，かつ継続して行えるための個別的，全人的な看護を提供する役割がある。治療開始前にあっては，意思決定支援，セルフケア能力のアセスメント，症状緩和および有害事象発生の時期と重症化の予測（リスクアセスメント）を行

い，治療中にあっては，症状管理，セルフケア支援，情緒的サポート，心理・社会的支援，治療継続のための環境調節を行う必要がある。放射線治療に関連する他職種との連携のほか，栄養サポートチームや緩和ケアチーム等との連携，患者家族との対話等を通じて，患者にとって最善の状況で治療が継続できるよう尽力する必要がある。施設規模に応じて，1名から数名の放射線治療の専従看護師の配置が望まれる。

その他の職

その他，特に事務職種として，医師事務作業補助者，診療情報管理士や受付事務員等がある。医師事務作業補助者は，医師の事務的な業務を補助する職で配置により診療報酬加算が認められる。呼称は病院によってさまざまで，医療秘書や医療クラーク，メディカルアシスタント（MA）などと呼ばれる。これらの事務職は医療の質の向上のために必要であり，部門として確保に努力すべきである。当然，QAチームの構成員とみなされる。

放射線治療に関連するものとして，海外では線量計算士，エンジニアなどの職種があるが，わが国では普及しておらず割愛する。

◆ 1.9.4 チーム医療の必要性

放射線治療部門は多職種から構成される組織である。この組織の目的は，それぞれの専門性を活かし，互いが有機的に連携することで，患者の放射線治療を円滑かつ正確に実施することである。

2009年に厚生労働省に「チーム医療の推進に関する検討会」が立ち上がり，翌年にはガイドラインが報告された。この背景にはわが国の医療が直面する，スタッフの許容量を超えた仕事量の増加がある。チーム医療を推進する目的は，職種間の連携を通して各々の労力を軽減するとともに，医療の質を高め，効率的な医療サービスを提供することである。

チーム医療を円滑に運営するための要件は「①情報の共有」と「②業務の標準化」である。①の方策は多職種カンファレンスであり，②の方策はクリティカルパスや電子カルテの活用による業務と情報の標準化である。

◆ 1.9.5 部門内カンファレンス

部門内カンファレンスには，新患カンファレンス，有害事象カンファレンス，照合写真カンファレンスその他がある。これらのカンファレンスを構成する人員は放射線腫瘍医，医学物理士，放射線治療技師，看護師等である。

カンファレンスの目的は患者の治療方針の共有と確認，また治療過程における患者の病状情報の共有，有害事象などに対する対処法の検討と確認などを行うことである。部門を構成する全員が何らかの形で関わることが望ましい。特に新規治療の治療計画の検討を行う新患カンファレンスでは，放射線腫瘍医以外にも最低限各職種を代表するものが参加し，全員に検討事項が伝わるようにすべきであ

る。

　治療現場では日々状況が変わる可能性があり，治療中の患者に関しても可能なら毎日のカンファレンス開催が望ましいが，不可能な場合には週に1回程度の新患カンファレンスと同時に，あるいは必要に応じて開催が可能な体制とすべきである。

　個々の患者については，処方線量，重要臓器の線量，患者体位，線量分布および個別の注意事項も議論すべきである。治療計画装置に表示された線量分布のみの議論では十分でなく，その背景にある患者と治療環境などについても十分検討しなければならない。患者の固定法，表面線量，照射野間の接合部の状態なども討議されるべきであり，医学物理士，放射線治療技師の関与は重要である。患者の日々の状態については看護師の関与が重要であり，看護師はカンファレンスにおける討議をふまえ，患者ケアのポイントを理解すべきである。

　また，カルテの他者による再検討（Peer Review），照合画像の検討，有害事象の検討や，潜在的なものも含むインシデントに関するカンファレンスなどを定期的，または必要に応じて行うことが望ましい。

　特に，初回照準画像と定期的照合画像の確認は，それぞれ画像の発生時に行うべきであるが，これらを週に1回程度の間隔で定期的に再検討する照合画像検討カンファレンス，重篤な，あるいは予期しない事象について検討する有害事象カンファレンスは，それぞれ関係する人員にて別途行うべきである。カンファレンスの内容は記録を残さなければならない。

◆1.9.6　クリティカルパス（クリニカルパス）

　クリティカルパスとは治療や看護の手順を標準化し，診療の効率化を図る方法であり，一定の疾患の患者に対して①入院指導，②オリエンテーション，③検査，④食事指導，⑤安静度，⑥退院指導などがルーチンとしてスケジュールにまとめてあるものである。「標準化された医療を実践するために，時系列に並べられた医療行為のチャート」ということもできる。近年，電子カルテの普及に伴ってこのクリティカルパスの導入が加速されている。パスを電子カルテ上にのせるメリットとして，情報の共有化が容易になること，情報の一元管理によってパスが単なる計画書ではなく，一覧可能な確認書として機能すること，カルテの重複記載や転記の手間が省けるなどが挙げられる。クリティカルパスが効果的に活用されれば「①患者の満足度，②職員の満足度，③医療の質，④コスト効率」が上がり，「⑤入院期間」が短縮することが期待される。

　クリティカルパスの通りに進まない，すなわち予想されたプロセスとは異なる経過や結果をバリアンスと呼ぶ。このバリアンスの解析を通じてパスを改良してゆくことで，治療の標準化が推進される。このような改善の過程はPDCA，すなわち「Plan→Do→Check→Act」の流れに沿って，絶えずフィードバックをかけながら行うことが推奨されている。治療ケアの種類が入り組んだものはクリ

ティカルパスの良い対象となる．たとえば放射線治療においては，小線源治療や定位照射など確認項目が多い治療法や，頻度が多く，急性期副作用に対するケアが治療遂行上特に重要となる口腔咽頭領域の治療等が良い適応疾患となるであろう．クリティカルパスを公開し，互いに改良をかけながら全国規模で共有することができれば，治療の均てん化や標準化のためのツールとして機能することが期待される．

◆1.9.7　腫瘍ボード（キャンサーボード）

　腫瘍ボードはがん患者の状態に応じた適切な治療を提供することを目的として，医療機関内で開催される症例検討会を指す．当該患者の診断・治療に関わると考えられる外科療法，放射線療法および化学療法に関わる医師，画像診断，病理診断等を担当する医師やその他の専門職が職種を越えて集まり，患者の症状，状態および治療方針等について意見や情報を交換するとともに集学的な治療の検討を行い，その方針を共有するためのカンファレンスである．腫瘍ボードを定期的に開催することは，地域がん診療連携拠点病院の指定要件となっている．

　放射線腫瘍医は関連の腫瘍ボードに積極的に参加し，すべてのがん患者の治療方針が放射線腫瘍医などを含む腫瘍ボードにて決定されるように努力すべきである．

【参考文献】
1) 厚生労働省．チーム医療推進のための基本的な考え方と実践的事例集．
2) 福原麻希．チーム医療を成功させる10か条―現場に学ぶチームメンバーの心得―．中山書店，2013．
3) 厚生労働省．がん医療水準均てん化の推進に関する検討会報告書について．
4) 厚生労働省通知．がん診療連携拠点病院の整備に関する指針（健発第0301001号2008年3月1日）．
5) 放射線治療の品質管理に関する委員会編．放射線治療における医療事故防止のための安全管理体制の確立に向けて（提言）平成17年．
6) Agency for Healthcare Research and Quality (http://teamstepps.ahrq.gov/)
7) 厚生労働省がん研究助成金計画研究班（18-4）．がんの集学治療における放射線腫瘍学―医療実態調査研究に基づく放射線治療の品質確保に必要とされる基準構造―

1.10　放射線治療におけるリスクマネジメント

◆ 1.10.1　リスクマネジメントとは

　本ガイドラインのリスクとは「ある目的を伴った行為によって危険（危機）にさらされる可能性」を意味する[1]。リスクマネジメントとは，これから起こり得る危機に対して，能動的かつ事前に対応するプロセスであり，その点でクライシスマネジメントとは異なる（☞30ページ）。適切にリスクを管理することは，組織としての目標達成につながり，その存続や社会の信頼を獲得することにつながる。

◆ 1.10.2　リスクマネジメントのプロセス

1.10.2.1　目標の設定とコミュニケーションおよび協議

　リスクマネジメントのプロセスを行うためには，解決すべき課題，目指すべき目標の設定を行う必要がある。より安全な放射線治療のために解決すべき課題と目指すべき目標を達成するためには，さまざまな専門性，役割，責任を有したスタッフの積極的な調和と努力が重要である。異なる職種グループ間での適切で明確なコミュニケーションは，お互いの機能や役割の理解を深めることにつながり，リスクを低減することできる。

　そのため，1.5 施設におけるQAプログラム（☞9ページ）に記されるQA委員会，QAチームの円滑なコミュニケーションおよび協議のもと，体系的で透明性のあるリスク運用管理が行われるべきである。さらに，放射線治療に関わるすべてのメンバーは積極的に患者安全に関する改善案を提案すべきである。施設や各職種のリーダーがメンバーの意見に対し真摯に傾聴することは，採られるべきリーダーシップの1つであり，これらのオープンで打ち解けた環境でのみ安全文化は醸成され，効率的かつ質の高い安全な医療の提供につながる。

1.10.2.2　リスクのアセスメント

　リスクのアセスメントとは，リスクの特定，リスクの分析，リスクの評価よりなり，リスクマネジメント-リスクアセスメント技法[2]によれば，以下の基本的な問いに答えることを企画することである。

①どのようなことが起こる可能性があり，なぜ起こるのか
②結果は何か。
③将来起きる発生確率はどの程度か。
④リスクのもたらす結果を緩和またはリスクの確からしさを低減するファクタが何かあるか。

⑤リスクのレベルは許容または受容可能か，更なる対応が必要か．

　リスクマネジメントのためには，どのようなことがおこり得るかを知り，理解しておく必要がある．これには過去の事例報告[3,4]が非常に参考になる．使用装置，治療方法，人材配置などの環境により，各施設のリスクは異なるため，各施設の規模や治療方法などにフォーカスし，リスクの評価を行う．ブレーンストーミングやリスクマトリクスなど，具体的なリスクアセスメントの技法については「ISO/IEC31010: 2009 Risk management-Risk assessment techniques リスクマネジメント－リスクアセスメント技法」[2]を参照されたい．

1.10.2.3　リスクへの対応

・スタッフの力量評価（および教育）

　JIS品質マネジメントシステム[5]において，「製品品質に影響がある仕事に従事する要員は，関連する教育，訓練，技能及び経験を判断の根拠として力量があること」が求められている．表1.10.2.3 aに職種別の力量に応じた業務内容の一例を示す．各施設は，スタッフ研修等の教育およびその記録を行い，組織に存在する業務を実践するうえでの力量要件を設けるべきである．また，外部の力量評価を受けたスタッフとして，各職種のグループには専門または認定資格を有する者を含めることが望ましい．

表1.10.2.3 a　計画の手順　一例（力量表との併記）

		Eolipse	治療計画　品質管理　責任者（◎），アドバイス［作業］権限あり（○），関係者（●）　責任者（◎）が複数ある場合は■が最終責任者							
		治療計画　手順	医師	品質管理者	主任治療技師	治療室責任技師	治療技師A	治療技師B	責任看護師	看護師
患者情報	☐	治療方針の決定	◎	●	●	●	●	●	●	●
	☐	放射線治療法（技術）内容の決定	◎	◎	○	○	●	●	○	●
	☐	固定具の決定，作成	○	◎	○	○	●	●	○	○
	☐	ID1，ID2による登録，患者情報の確認，治療医名	○	◎	○	○	○	○	◎	○
計画情報	☐	プランID，Name，Targer，Volume，Treatment Orientation	○	◎	○	○	○	○		
計画画像	☐	画像の厚み，OARやビーム配置を考慮した画像範囲	○	◎	○	○	○	○		
	☐	画像の幾何学的位置や座標系，頭尾－左右方向の表示	○	◎	○	○	○	●		
	☐	CT値電子密度変換テーブル	○	◎	○	○	○	●		
	☐	Image Fusion精度	○	◎	○	○	○	●		
輪郭抽出		体輪郭は，義歯等の金属アーチファクト，固定具，外耳，鼻腔など適正に囲まれているか	◎	◎	○	○	○	●		

「放射線治療かたろう会．放射線治療計画におけるリスクマネジメント in 2010.」[6]より引用改変

・プロセス・マップの整備

　安全に日々の業務を行うにあたり，各職種，およびスタッフの役割と責任を明確にしておく必要がある。各施設はプロセスマップ（業務フロー）を整備し，すべてのスタッフが容易に確認できるよう措置を取ることを推奨する。各プロセスには，標準化された手順が関連付けられる必要がある。プロセス・マップは安全のための有効なステップ（Safety barrier）を特定し，より安全で効率的な運用を検討するための有用なツールとしての活用も期待できる。

・手順の標準化と文書化

　多職種が関係する作業の中で，複数の手順が存在することは，責任のあいまいさを生ずる原因となる。標準化は，間違いやあいまいさを削減する方法として広く知られており，多職種による相互依存の作業が多い医療分野においては有効な方法である。各施設において標準化された手順は文書化され，すべてのスタッフが容易に確認できるよう措置がなされることを推奨する。

　また，標準化された手順を効率的に確認する1つの手法として，チェックリストが挙げられる。各施設は必要に応じてチェックリストを整備すべきである。

・タイムプレッシャーへの対応

　時間的な切迫感が強いと，確認項目の見逃しなどの原因となり得る。表1.10.2.3 bに各プロセスにおける時間設定の1例を示す。各施設は，各プロセスを安全に行うための最低限必要な時間および治療開始までのスケジュールを事前に決定しておくことが望ましい。

表1.10.2.3 b　スケジュールと安全を担保するのに要する時間（"X"）の例

プロセスの内容	最低限の所要時間
画像取得後作業： GTV，CTV，OAR等のコンツーリングおよび承認， プラン意図の明示	X　日
治療計画： 3D CRT IMRT，VMAT SBRT SRS	X　日 X　日 X　日 X　時間
治療計画の物理的な承認と臨床的評価	X　分　（X　時間は配分されるべき）
患者個別検証および解析（IMRT QAや独立検証等）	遅くとも治療開始前の　X　時間前に完了する事
治療準備 （TPSからR&Vへの治療パラメータ等の転送と登録，参照画像の転送と確認等）	X　時間を許容
治療開始前の最終確認（治療前の総合的な確認）	X　分　または　X　時間
セットアップおよび照射	X　分　（照射技術の複雑さにより異なる）

＊緊急時の対応やその他特殊なケースについては別途定める
※American Society for Radiation Oncology.[7] の表を引用改変

・コミュニケーションスキル

　医療事故の多くは，コミュニケーションの障害によってチームが機能しないために起こっている。状況のコミュニケーションの方法として "SBAR"（Situation- Background- Assessment- Recommendation）がよく知られている。情報発信側が，状況，背景，評価（考えられる問題点等）や提案など簡潔に順序立てて話すことで，より確実に情報を伝達することができるというものである。また，正しく情報が伝達されているかを確認するため「クローズドループコミュニケーション」を行うことが重要である。これは，情報の受け手側が理解した内容を言葉に出して確認するというものである。情報の発信側は，正しく理解されているかを確認し，生じた疑義に対しては再確認を行うことで，より安全な医療を提供することが可能となる。

1.10.2.4 モニタリングおよびレビュー

　リスクへの対応により，起こりうる危機に対して事前に対策を講じることは重要であるが，発生した事象に対して再発を防止することも重要である。そのため，放射線治療に関わるすべてのスタッフは，自発的に報告を行う姿勢をもつべきである。患者になんらかの影響を及ぼしたインシデント報告のみでは，受動的（反応的）な対応しかとれない。能動的（予防的）な対応を行うため，治療実行前に検出したエラーやニアミス（いわゆるヒヤリ・ハット）ついても報告を行うべきである。ニアミスは，結果を伴わないインシデントであるため，日常のプロセスの問題点を未然に特定することが可能となる。

　英国では国内報告制度を有しており，インシデントのレベル分類およびエラーが発生したプロセスの場所をコード化することにより，インシデントを集積し分析を行う試みが行われている[4]。これらの取り組みは，各施設での報告体制構築の参考になる。なお，ここでのインシデントは，患者に傷害を及ぼした事例と，及ぼさなかった事例すべてを含む。病院全体レベルでのインシデント報告体制が放射線治療に十分特化していない場合，部門内での独自報告体制を構築し，部門内インシデント報告を管理集積することが望まれる。各施設はPDCAの一環として，QA委員会，QAチームでの協議によりインシデントの原因の特定を行い，リスクのレベルは許容または受容可能か，追加の対応が必要かを議論し，必要に応じて，手順の見直し，プロセスの中でのコミュニケーション改善，教育内容の充実など継続的なリスクへの対応を行うことを推奨する。

　施設および各職種のリーダーおよびチームは，報告された事象をもとに該当スタッフを罰してはならない。懲罰的行為は，潜在的なリスク源の認識および情報の共有を妨げることにつながり，安全な医療を行う上でリスクを高める原因となる。事象の報告は，専門家としてむしろ称えられる行為であることを認識すべきである。

【参考文献】
1) ISO31000：2009 Risk management-Principles and guidelines リスクマネジメント―原則及び指針．日本規格協会．
2) ISO/IEC31010:2009 Risk management-Risk assessment techniques リスクマネジメント―リスクアセスメント技法．日本規格協会．
3) World Health Organization. Radiotherapy risk profile in 2008: Geneva.（http://www.who.int/patientsafety/activities/technical/radiotherapy_risk_profile.pdf）（23 November 2009, date last accessed）
4) British Institute of Radiology, Institute of Physics and Engineering in Medicine, National Patient Safety Agency, Society and College of Radiographers, The Royal College of Radiologists. Towards safer radiotherapy in 2008: London.（https://www.rcr.ac.uk/docs/oncology/pdf/Towards_saferRT_final.pdf）（1 May 2009, date last accessed）
5) JIS Q 9001:2008（ISO 9001:2008）品質マネジメントシステム．日本規格協会．
6) 放射線治療かたろう会．放射線治療計画におけるリスクマネジメント in 2010.（http://katarou-kai.kenkyuukai.jp/journal2/index.asp?）（6 June 2013, date last accessed）
7) American Society for Radiation Oncology. Safety is No Accident. A Framework for Quality Radiation Oncology and Care in 2012. Fairfax, VA.
（https://www.astro.org/uploadedFiles/Main_Site/Clinical_Practice/Patient_Safety/Blue_Book/SafetyisnoAccident.pdf）（1 May 2013, date last accessed）

1.11 医療過誤発生時（クライシスマネジメント），災害時の対応

◆1.11.1 過誤照射等の事故時の対応

　臨床現場では常にミスやインシデントがおこる可能性があり，事故が発生する可能性も完全にはさけられない。万一，事故が発生した場合にはクライシスマネジメント（危機管理）の点からも適切な対応が求められる。クライシスマネジメントは，すでに発生した事態に対するマネジメントであり，緊急事態に対する組織的，人的，技術的な適切な取り組みと定義される。事故等の場合には，院内の安全管理に関する指針に従ってマニュアルをすぐに参照できるよう常備し，初期対応については熟知しておく必要がある。

　放射線治療に伴うインシデントの1つとして，いわゆる過誤照射を引き起こしてしまった場合には，冷静な迅速な対応が要求される。特に重大なインシデントについては，病院の安全管理部門の管轄下になるので連携した対処が必要となる。

　過誤照射は過剰線量照射，過少線量照射，また照射範囲の誤りなどの内容を含む。過誤照射に限らず，重大事故の発生および発見後は，必要な場合は緊急処置を行う。当事者および発見者のみの対応にとどめず，速やかに周囲に応援を要請し，責任者へ報告すると同時に引き続き状況の把握に努める。関係者，部門責任者および放射線腫瘍医は院内規定に従って病院の安全管理部門等に報告し，当面の処置，治療方針や患者家族への対応について指示する。

　以下の順に対応する。

1）状況把握

　過誤照射については状況把握が大切である。どの患者のどの部位に対し，どのような照射法でどれだけの線量を投与したかを客観的に判断する必要がある。処方との差異を正確に評価しなければならない。治療関連ドキュメントと当日の治療結果，治療システムのログデータなどを比較する。過誤照射時に把握すべき治療関連因子・データを外照射，小線源共通のもの，個々に特有なものに分けて表1.11.1 aに列挙する。これらの誤照射・事故時のデータを詳細に記載しておく必要がある。

　インシデントには軽微なミスから重大な医療事故まで広範囲のレベルがある。AAPM-TG35[1]には放射線治療事故のクラス分類（表1.11.1 b）が記されており，どの分類に当たるかを判断する。自施設の院内規定には初期対応が決められているものであり，クラス分類も参考にしてその後の対応を決定する。

表 1.11.1 a　誤照射に関する治療関連因子・データ

1．患者の取り違え：違う患者データで照射する
2．治療部位の取り違え：違う部位データで照射する
3．治療線量：過剰照射，過小照射

外照射装置の設定
4．治療照射野の誤り：大きさ，コリメータ向き，MLC/鉛ブロックの有無・位置の違い
5．ガントリ角度の間違い
6．Half beam の half 位置の間違い：重なりの存在，gap の過多
7．治療エネルギーの間違い
8．ウェッジ：向き・角度の間違い
9．補償材：位置，向き，大きさの間違い

密封小線源に関する事柄
1．線源破損と漏洩，線源脱落，線源紛失
2．線量限度を超える被ばく
3．線源強度（放射能）の誤評価
4．治療体積見積もり，処方線量の間違い
5．標的外への線源挿入
6．LDR：本数の過多／過少
7．HDR：アプリケータ破損や位置の不適格，順番の間違い
8．HDR：線源停留位置・時間の間違い，不適切

表 1.11.1 b　放射線治療事故のクラス分類[1]

クラス I　障害の可能性がある場合

Type A
　過線量が照射されたことで，患者の生命を脅かす障害に直接関与する可能性がある場合。
照射された臓器と線量（1回線量と総線量）から決定。目安として Critical Organ の耐容線量の 25％以上の過線量が照射された場合，など

Type B
　過線量が照射されたことで，患者の生命を脅かす程ではないが障害がおきる可能性がある場合。目安として各臓器の耐容線量の 5〜25％相当の総線量が過剰照射された場合で，以下の3つに分ける。なお，過小線量が照射された場合も Type B とする。
　B-1　総線量と治療部位から，重篤な有害事象が発生しうると考えられる場合
　B-2　総線量と治療部位から，重篤ではないが有害事象が発生しうると考えられる場合
　B-3　障害事象が発生しうると考えられたが，有害事象が発症する前に，原疾患のために死亡したと考えられる場合

クラス II　障害の危険性が少ない場合

2）院内報告

部門責任者へ速やかに報告をする。院内安全委員会などの院内の責任部署に速やかな通報と連携した対応が必要である。院内での安全対策指針マニュアルなどに示してある連絡網に沿って，関係部課，責任者へ連絡し共同して対応する。

3）患者・家族への対応

事故状況の説明は可能な限り正確に慎重に行う。そのため，個人でなく病院としての一貫した対応が必要となる。できるだけ速やかに，患者や家族等にわかっている範囲のことを説明する必要がある。後々の説明の変更は不信感を増長するので，推測やあいまいなことについては早急に説明すべきではない。患者本人の訴えや家族の申し出についても誠実に対応する。また，起こりうる問題や今後必要となる治療についても説明する。必要に応じて外部委員を加えた院内委員会審議や外部調査等を行い，病院側の過誤が明らかな場合，責任者が率直に謝罪する。

4）院外への報告

責任者，担当者は院内規程などに従って関係する公的機関に報告し，適切に公表する。

重大な事態が発生した場合，保健所等の関係行政機関に速やかに報告し，その実地調査，立入検査を受け入れる。これは医療事故の発生原因の解明や，再発防止につながるという点でも重要である。小線源治療時の，放射性同位元素利用時における医療事故の報告基準の参考になるものに米国原子力規制委員会（Nuclear Regulatory Commission，以下NRC）の規定Part35があり[2]報告の必要性に対する基準やその方法などが示されている（表1.11.1 c）。

診療行為に関連して患者が予期せず死亡した医療事故の原因究明と再発防止のため，第三者機関への届け出と院内調査をすべての医療機関に義務付けることなどを盛り込んだ医療介護総合確保推進法が2014年に成立した。施設の医療安全部門と協議し，規定と法に従って届けることが義務である。

5）学会，連絡協議会などへの報告

放射線治療関係者としては，日本放射線腫瘍学会，医学放射線物理連絡協議会等の関係団体に報告して，情報の共有，再発の防止を図ることを強く推奨する。

6）事故当事医療者への配慮

医療事故の関係当事者は，自責の念にかられるものである。とりわけ重大な結果を引き起こしたような場合は通常の精神状態を保つことが困難である。患者や家族・遺族への対応やマスコミ報道などでは，当事者に対する十分な配慮を構ずる必要もある。

7）事故の公表

関係患者，家族への連絡；放射線治療事故は，かなり後になって判明することもありえる。また，関係患者が多数に及ぶこともある。その場合，患者，または家族に伝える方法は注意を要する。事故の事実を早い時期に伝え，起こった事実

に対して謝罪する。一方，未確定のこと，不明なことを早急に推測で伝えるのは後日問題となることがあり，避けるべきである。第一段階では，起こったこと，明確に判明したことのみを伝えて謝罪し，後日の調査を待つという冷静な対応が必要である。いずれにせよ，対面での説明，謝罪が原則である。調査委員会等を設置する場合は，最終調査報告が判明してから補償，防止策なども含めて病院としての対応を再度伝える。

患者・家族等のプライバシーの尊重；事故を公表する場合は，患者や家族のプライバシーを最大限に尊重する。公表の前には，可能であれば患者・家族と話しあい，また事故当事者への十分な配慮も必要である。

マスコミへの公表；関係部署への届出を終えた後は，医療機関みずからがその医療事故の事実を正確かつ迅速に社会に対し，積極的に公表していく必要もある。これは，医療が生命の尊重と個人の尊厳の保持を基本理念とし，医療機関は社会的公共性が高いと考えられるからである。

医療事故への対応に係る透明性の確保や，患者・家族及び社会への誠実な対応は，結果的に双方によい結果をもたらすと考えられる。マスコミへの公表は法的な義務ではなく公表基準は明確でないが，再発防止や社会的な影響を考慮してむしろ早期，自発的に公表することを推奨する。また自発的に公表したほうが良い結果が期待される。

8）事故調査

重大事故に関しては，事故調査対策委員会を設置する。事故調査委員会は院内で行うものと，外部調査がある。院内調査委員会においても透明性の点から外部委員を委託することが望ましい。

表1.11.1 c　米国原子力規制委員会（NRC）による medical event の報告基準[2]

> 1. 処方線量と異なる線量が照射されるか，または実効線量が0.05 Sv または臓器組織の等価線量が0.5 Sv，または皮膚の等価線量が0.5 Sv を超えて照射される際に
>   (1) 総線量が処方線量から20％以上逸脱する場合
>   (2) 総用量が処方用量と20％以上逸脱する場合
>   (3) 分割照射で1回線量が処方線量の50％以上逸脱する場合
> 2. 実効線量が0.05 Sv，または臓器組織の等価線量が0.5 Sv，または皮膚の等価線量が0.5 Sv を超える以下の場合
>   (1) 間違った放射性同位元素が使用された場合
>   (2) 間違った経路で投与された場合
>   (3) 間違った個体ないし人体研究対象に投与された場合
>   (4) 間違った治療方法で投与された場合
>   (5) 密封線源が漏洩した場合
> 3. 治療部位以外の皮膚や臓器組織の等価線量が0.5 Sv 以上か投与予定線量の50％以上に達する場合（ただし正しい部位に挿入された永久挿入線源が治療部位外に移動した場合は除く）

調査内容は，事故の内容（臨床的影響，事故の原因）および事故を誘発した管理上，構造上の問題の有無などである。これらは何らかの形で公表し，再発防止のための対策は公的に共有することが当事者としての責務である。

◆*1.11.2* 災害時の対応

災害時は以下の対応をおこなう。

1）安全確保

火災，震災などの非常の対応は，まず患者とスタッフの安全確保が第一である。避難の方法など病院全体の防災マニュアルも整備されていなければならないが，一部には放射線治療部門として適切でない場合もあり得る。部門の実際に照らし合わせて有効なマニュアルであるか，整合性を確認しておく必要がある。また，手順の確認，習熟のためにも定期的な訓練をおこなわなければならない。

停電などの際の非常電源に関しては適切な照明の配置，装置が非常電源用コンセントに接続されているかなどを確認しておく。

2）大規模災害時の対応

大規模災害の場合は設備，施設の損傷から，あるいは電力断，交通手段の障害から治療を継続できない場合，新規治療を受けられない場合もあり得る。そのような事態には病院機能，社会機能自体に障害を伴う場合もあり，対応の難易度は高まるが，放射線腫瘍学会の安全管理担当者などとも連絡し，他施設，非災害地域のサポートを受けることも検討する。

地震の際には他に被害がなくても，壁面のレーザー投影器などは照準がずれる恐れなどがあり，前もって手順書を用意し，再開手順の確認が必要である。

3）災害後の届出

震度4以上の場合は，放射線治療装置，小線源治療装置などの使用施設は安全確認がされたことを原子力規制委員会に届ける。また，施設の放射線障害予防規程に従って関係省庁に届ける。

【参考文献】
1) Purdy JA, Biggs PJ, Bowers C, et al. Medical accelerator safety considerations: report of AAPM Radiation Therapy Committee Task Group No. 35. Med Phys. 1993; 20(4): 1261-75.
2) http://www.nrc.gov/reading-rm/doc-collections/cfr/part035/
3) Task Group on Accident Prevention and Safety in Radiation Therapy. Prevention of accidental exposures to patients undergoing radiation therapy. A report of the International Commission on Radiological Protection. Ann ICRP. 2000; 30(3): 7-70.

2 物理・技術的QA

2.1 物理・技術的QA総論

◆2.1.1 物理技術QAガイドラインの目的

　機械工学や情報工学をはじめとした科学技術の進歩により，医療技術は大きく発展した。放射線治療の発展も目覚ましく，定位放射線治療（SRT），強度変調放射線治療（IMRT）や画像誘導放射線治療（IGRT）といった高精度放射線治療が急速に発達し，高精度放射線治療に特化した新型の治療装置も開発されている。また，放射線治療計画装置（TPS）が実装する線量計算アルゴリズムも実測ベースからモデルベースへ移行し，高精度な線量計算が可能となった。また，2012年に産業技術総合研究所に水吸収線量標準が確立され，それまで空中線量トレーサビリティに基づいて行われていた吸収線量評価と比較して不確かさが低減され，より確かな線量評価を実施できる体制が構築された。

　日本ではこれまで，JASTRO『外部放射線治療におけるQuality Assuarance（QA）システムガイドライン2000[1]』が外部放射線治療のQA/QCの基盤となってきた。しかし，近年発展してきた高精度放射線治療の安全性を担保するために必要なQA/QCは『外部放射線治療におけるQuality Assuarance（QA）システムガイドライン2000』では対応できなくなり，それを補うために『体幹部定位放射線治療ガイドライン[2]』（2006年），『IGRTガイドライン[3]』（2010年），『IMRT物理技術ガイドライン[4]』（2011年），『呼吸性移動対策ガイドライン[5]』（2012年）など，それぞれの治療技術に対応したガイドラインが随時作成された。高精度放射線治療は，以前から行われてきた放射線治療の安全性が確保された上で初めてその安全性が保証されるため，QA/QCの根本的な概念は『外部放射線治療におけるQuality Assuarance（QA）システムガイドライン2000』が継承される。高精度放射線治療が全国で広く実施されるようになった現在，離散した状態で確立されていた新しい治療技術のQA/QCを，すべての放射線治療のQA/QCに共通する基本概念のもとに再構築し，現代の放射線治療全体を網羅したガイドラインを編纂し直すこととした。

　本ガイドラインでは，放射線治療のQA/QCの意義と概念を与えることを目的としており，それぞれの装置や治療技術に対するQA/QC項目，方法，およびそれらに対する許容値は与えていない。放射線治療技術およびそのQA/QCを取り巻く状況は絶えず変化し続けており，我々は常に最新の情報に基づいたQA/QCのシステムを構築し，放射線治療の安全を保証していくことが求められる。

◆2.1.2 放射線治療のプロセスとQA/QC

　放射線治療を構成する要素は，それぞれが密接に関連して"chain of radiation therapy"を形成する[6]。いずれか1つでも不適切な状態で臨床運用されると，各要素の連携が崩れ，放射線治療の破綻につながる。放射線治療のQA/QCを考える時，各要素のQA/QCをそれぞれ独立したものと考えるのではなく，それぞれの関連性を考慮したプロトコールを作成することが必要である。

図2.1.2　要素の連携によるChain of radiation therapy（文献6を改変）

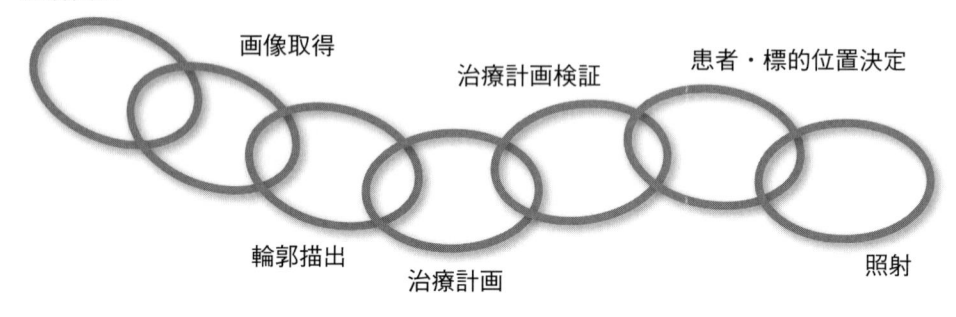

患者固定　　　画像取得　　　　　治療計画検証　　患者・標的位置決定

　　　　　　　　　輪郭描出　　治療計画　　　　　　　　　　　照射

患者固定
　放射線治療は原則として，複数回にわたって治療が実施される。適切な位置に線量を投与するためには，治療日ごと（inter-fraction）に患者の治療寝台上での位置再現性を向上させ，治療中（intra-fraction）の患者の体動を抑制しなければならない。使用する固定具の特性や固定精度を把握し，セットアップマージンの設定やIGRTのプロトコール作成に活かすことが求められる。

画像取得
　放射線治療計画および照射直前の照射位置照合に必要なCT画像やX線シミュレーション画像を取得する。X線シミュレータや治療計画用CT装置などの画像取得装置，リニアックなどの治療装置，および治療室内の照射位置照合装置のそれぞれが指し示すアイソセンタ位置の整合性を保証しなければならない。また治療計画用CT画像のCT値と電子濃度の関係は，線量計算精度に影響するため，TPSのQA/QCと合わせて定期的な確認が必要である。

輪郭描出
　放射線治療計画用CT画像上に，標的およびリスク臓器などを描出する。近年では治療計画用CT画像と診断目的で撮影されたMRI画像や核医学画像を重ね合わせて，標的を描出することも多い。正確な輪郭の描出および実施者間誤差（inter-observer error）を低減させるためのQA/QCも必要である。

治療計画
　放射線治療の中核となる過程である。画像の取り込み，線量計算，位置照合用

基準画像の再構成など，TPSには多くのQA/QCの課題がある。TPSは他の装置との連携が多岐にわたるため，他の装置との連携を考慮したQA/QCプロトコールを作成する必要がある。

治療計画検証

　TPSで立案された治療計画を，線量測定や別システムでの再線量計算などの間接的な手法によって検証する。ここでの目的の1つは，放射線治療計画でのパラメータの設定ミスを発見することである。ミスを検出できるようなシステムの構築，および検証結果の許容レベルを適切に設定することが求められる。測定や計算に依存するばかりでなく，治療計画をダブルチェックすることでもミスを発見することは十分可能である。

患者・標的位置決定

　治療寝台上で患者の体位を固定し，標的位置を確認するための位置照合用画像と，TPSで作成した位置照合用基準画像とを比較して得られた患者位置補正量を基に患者位置を修正して標的へ照準を合わせる。位置照合装置と治療装置それぞれのアイソセンタ位置の整合性や，画像照合装置が算出する患者位置補正量の正当性を，QA/QCによって担保しなければならない。

照射

　最終的な照射パラメータを確認するために，Record & Verify（R&V）システムが利用される。治療装置の出力線量を担保するためには，水吸収線量標準で校正を受けた電離箱線量計で，定期的に出力確認を実施しなければならない。近年では，医用原子力技術研究振興財団などの第三者機関による郵送の出力線量測定事業が実施されており，これらを装置導入時に，また治療開始後も定期的に利用することを推奨する。

◆2.1.3　許容レベルと介入レベル

　放射線治療関連機器のQA/QCを実施するために，臨床上許容される線量精度，空間的線量分布精度を達成することが保証される基準を設定しなければならない。この時，線量測定や幾何学的精度測定に含まれる統計的なゆらぎを考慮した基準を設定することが必要となる。

　まず第1の基準として，統計学的に許容できる最大のラインとして許容レベルを設定する。この基準には一般的に偏差の平均値の正負方向に，標準偏差の2倍の幅をもたせた範囲（2シグマ）が選択される。これは測定量の誤差分布が正規分布に従うという性質をもち，平均値を中心に分布の正負方向にそれぞれ標準偏差の2倍の幅をもたせた範囲内に，データの95％が含まれるという統計学的な考えに従っている。つまりQA/QC試験で許容レベルを逸脱した結果が得られた場合，装置もしくは測定に使用した機器に異常原因によるバラつきが生じている可能性が考えられるため，原因の解明のための追加検証が必要となる。ただ統計学的な定義のみに依存して許容レベルを設定するのではなく，この許容レベルの範

囲内に，放射線治療で必要とされる線量精度，空間精度が含まれている必要があることに留意しなければならない。

次に第2の基準として，超過することは統計学的にほとんど起こり得ないと考えられるラインを介入レベルとして設定する。このための統計的変動の範囲は許容レベルの2倍の値に設定される場合が多い。つまり，平均値を中心に分布の両方向に標準偏差の4倍の幅をもたせた範囲（4シグマ）が設定されるが，正規分布の特性としてこの領域内にほぼ100％のデータが含まれることが見込まれるため，この範囲から外れるデータは非常に特殊なものと判断され，除外されるべき対象と判定される。つまり介入レベルを逸脱する結果が得られた場合，疑いもなく異常原因によるバラつきが発生していると判断される。

許容レベルは，AAPM TG-142[6]ではAAPM TG-24[7]を基に，「線量に関する全体の不確かさ ±5％」，「空間的な全体の不確かさ ±5 mm」を達成できる基準として設定されている。またこれらの許容レベルは，これまでは絶対値で示されることがほとんどであったが，近年ではTG-142に見られるように，項目によっては基準値（baseline）に対する変動，いわゆる不変性（constancy）を評価する手法が取り入れられ，これらの評価レベルは基準値に対する相対値として示される。この時の基準値は装置の受入れ試験やユーザーのコミッショニング試験の際に決定される，いわば装置の「安全基準」ともいうべき値であり，施設の放射線治療の精度，安全性を担保するための重要な指標である。装置のQA/QCは，装置の受入れ試験時からすでに始まっていることに留意しなければならない。

許容レベルを超えていない場合であっても，何らかの是正行動が必要となるケースが想定される。以下に重要度を3段階のレベルに分類した是正行動タイプを示す。

レベル1：点検（Inspection action）

繰り返し実施されるQA/QCの結果から，正常動作している場合に得られると想定される測定値（期待値）が定義される。許容レベルから逸脱していない場合でも，測定値が期待値から突然大きく変化した場合，試験実施者は品質管理担当者に注意喚起をするべきである。この測定値の変化は，測定器材のセットアップ誤差や，実際に変化が生じているものの，QA/QCの許容レベルを超えていない治療装置の問題を表していると考えられる。この場合，治療は継続するべきであるが，ルーチンのQA/QCを実施して原因を追及するべきである。

レベル2：定期点検（Scheduled action）

QA/QCの結果が許容レベルと一致，もしくはその近くにある状態が続いた場合，もしくは過剰ではないものの，複数のQA/QCの結果のうち1つの結果が許容レベルを超えた場合には，調査もしくは定期的メンテナンスを実施しなければならない。この状況下では，許容レベルをわずかに超えていても，数日間（1週間未満）の治療では臨床的な影響は重大ではないだろう。治療は継続されるが，原因の軽減を1，2就業日以内に行うべきである。

レベル3：即時の行動・治療中止・是正行動（Immediate action or stop treatment action or corrective action）

線量測定の結果，測定された線量に関連する重大なエラーが発見された場合や安全インターロックの不良が発生した場合には，治療行為を即時中止しなければならない。この場合，問題が解決されるまで治療を実施してはならない。

TG-142などのガイドラインで設定されている許容レベルは，あくまで一般的な参考値であって，すべての施設で恒久的に適用される指標ではない[6,8]。装置導入直後は，これらガイドラインの許容レベルに従ってQA/QCを実施することが容認されるが，一定期間が経過し，装置が安定稼働期であると判断される時期に，それまでの当該装置のQA/QCの結果を，統計的工程管理（Statistical Process Control: SPC）[9,10]などの手法によって遡及的に解析し，装置の仕様や測定機器の精度に応じた各施設独自の許容レベルを設定する必要がある。

【参考文献】
1) 日本放射線腫瘍学会QA委員会．外部放射線治療におけるQuality Assurance（QA）システムガイドライン．日放腫会誌11（Supplement 2），2000．
2) 厚生労働省平岡班体幹部定位放射線治療ガイドライン作成作業部会．体幹部定位放射線治療ガイドライン，2006．
3) 日本医学物理学会，日本放射線技術学会，日本放射線腫瘍学会．画像誘導放射線治療臨床導入のためのガイドライン（IGRTガイドライン），2010．(http://www.jastro.or.jp/guideline/)
4) 日本放射線腫瘍学会QA委員会IMRT物理QAガイドライン専門小委員会．強度変調放射線治療における物理・技術的ガイドライン2011（IMRT物理技術ガイドライン），2011．
5) 日本医学物理学会，高精度放射線外部照射研究会，日本放射線技術学会，日本放射線腫瘍学会．呼吸性移動対策を伴う放射線治療に関するガイドライン（呼吸性移動対策ガイドライン），2012．
6) Klein EE, Hanley J, Bayouth J, et al. Task Group 142, American Association of Physicists in Medicine. Task Group 142 report: quality assurance of medical accelerators. Med Phys. 2009; 36（9）: 4197-212.
7) "Physical aspects of quality assurance in radiation therapy," American Association of Physicists in Medicine Task Group Report 13, American Institute of Physics, New York, 1984.
8) 岡本裕之監修．詳説 放射線治療の精度管理と測定技術 ― 高精度放射線治療に対応した実践Q&A"，中外医学社，2012．
9) 鐵健司．新版 品質管理のための統計的方法入門．日科技連，2000．
10) Pawlicki T, Whitaker M, Boyer AL. Statistical process control for radiotherapy quality assurance. Med Phys. 2005; 32（9）: 2777-86.

2.2 吸収線量の標準化

　放射線治療において，腫瘍と正常組織の線量反応は基本的に水吸収線量で評価する。患者投与線量の正確さについて国際的な目標値は処方線量（腫瘍の平均線量D_{mean}または腫瘍線量の中央値$D_{50\%}$）の5％（1SD）以内としており[1-3]，本ガイドラインもこれを採用する。

　米国医学物理士会（American Association of Physicists in Medicine: AAPM）が2004年にまとめた患者投与線量の不確かさの推定値[4]によると，線量計算アルゴリズムの不確かさが3％である場合，全体の合成不確かさは5.2％（1SD）となる。同報告では近い将来に全体の合成不確かさを3％（1SD）以下にするため，各不確かさの低減目標を試算している。

◆2.2.1 線量統一の臨床的意義

　患者投与線量の不確かさを±5％以内とする根拠は，腫瘍と正常組織の線量反応のデータに基づいている。腫瘍の制御率と正常組織の障害発生率は，線量に対して非常に敏感である。Herringら[5]は，線量が10％減少すると喉頭蓋扁平上皮がんの局所制御率は70％から10％に減少することを示した。Stewartら[6]はStage 3の喉頭がん患者で腫瘍線量が±5％変化すると局所再発率が大きく変化したことを報告し，またSvenssonら[7]は乳がんの局所リンパ節の術後照射による腕神経叢の放射線障害頻度を研究し，障害を引き起こす許容レベルの標準偏差は5％以下であるとした。このように，患者投与線量の5％の違いは臨床結果に強く影響するため，その不確かさを5％以下にすることには臨床的に大きな意義がある。

　さらに，線量の統一は患者の転帰だけでなく，多施設共同研究でも重要となる。各施設の線量が統一できていなければ，その結果は不確かとなり正確な臨床的評価は難しくなる。

◆2.2.2 水吸収線量標準

　2006年の経済産業省知的基盤整備事業特別委員会において，2010年までにガンマ線による水吸収線量標準を整備することが決定した。これを受けて産業技術総合研究所の計量標準総合センター（National Metrology Insutitute of Japan: NMIJ）では2009年にグラファイトカロリーメータを用いた水吸収線量標準を開発し，国際度量衡局（Bureau International des Poids et Mesures: BIPM）などとの相互比較により，その正確さが認められた。2011年7月15日官報告示にてグラファイトカロリーメータおよびグラファイト壁空洞電離箱が特定一次標準器として指定され，またNMIJがガンマ線による水吸収線量の一次線量標準機関（Primary Standards Dosimetry Laboratories: PSDL）に指定された。2012年8月に医用原子力技術研究振興財団（Association for Nuclear Technology in

Medicine: ANTM）が計量法校正事業者登録制度（Japan Calibration Service System: JCSS）で水吸収線量の二次線量標準機関（Secondary Standards Dosimetry Laboratories: SSDL）に指定され，同年10月に水吸収線量の校正業務が開始された。これにより，国内の水吸収線量のトレーサビリティ体制が確立した。

◆2.2.3 リファレンス線量計の校正

2002年に発刊された『外部放射線治療における吸収線量の標準測定法（標準測定法01）』[8]は，国際的な流れに準じてコバルト校正定数N_Cを基準とした計測体系から水吸収線量校正定数N_{D,w,Q_0}を基準とした計測体制を採用した。しかし，この時点では水吸収線量標準が未整備だったため，実際のリファレンス線量計の校正はN_Cとして実施されていた。そのため，校正定数比$k_{D,X}$をN_Cに乗じてN_{D,w,Q_0}を求めていた。

2011年に水吸収線量標準が整備されたのを受け，日本医学物理学会はN_Cを基準とした計測体系である標準測定法01を改訂し，2012年9月にN_{D,w,Q_0}を基とした『外部放射線治療における水吸収線量の標準計測法（標準計測法12）』[9]を出版した。これにより，国内の水吸収線量標準に基づいた計測法が確立した。

リファレンス線量計の校正頻度について，標準計測法12[9]では1年に1度のJCSS校正を推奨しており，本ガイドラインはこれに準ずる。同様に，相互校正を行う場合も1年に1度は実施することを推奨する。

◆2.2.4 モニタ線量計の校正

放射線治療装置の出力は，モニタユニットあたりの水吸収線量（単位：Gy MU^{-1}, dose per monitor unit: DMU）で表す。ただし，TomotherapyなどMUをもたない装置では出力を水吸収線量率（Gy/min）で定義することもある。計測により出力を確認する作業を「モニタ線量計の校正」というが，試験項目としては「出力不変性試験」と表されることが多い。外部放射線治療を行う施設は，出力不変性試験として毎日（始業時）の簡易計測と毎月の標準計測を必ず実施しなければならない。

2.2.4.1 基準出力（ベースライン）

出力不変性試験では，はじめに放射線治療装置の基準出力を決める必要がある。治療計画装置と実際の放射線治療装置の出力は，この基準出力で整合しなければならない。標準計測法12[9]を参考にして，線質に合った照射野，距離，水中深さの基準を選定し，基準出力を決定する。

光子線と電子線の基準出力は線量最大深で1.000 cGy/MUにするのが一般的である。粒子線の基準出力は拡大ブラッグピーク（spread-out Bragg peak: SOBP）の中心で定義するが，これが困難な場合は基準深をプラトー領域に設定する場合

もある。

2.2.4.2 光子線と電子線の出力不変性試験

毎日の簡易計測は使用するすべてのエネルギーで実施する。モニタ線量計の故障など，突発的な異常を検出するために装置起動時の始業点検で実施すべきである。測定器は頑丈で設置が容易なものが適し，日間で再現性が高い計測条件を設定する。基準出力（またはその代わりとなる計測値）に対する相対差（％）で評価し，許容値は±3％とする。許容値を超えた場合，より信頼性の高い計測で確認する必要があるため，この後に述べる標準計測を実施する。

毎月の標準計測は，標準計測法12に従い全エネルギーの水吸収線量を計測する。許容値は±2％であるが，装置の長期における出力安定性を評価し，許容値を±1％にすることも可能である。許容値を超えた場合は放射線治療装置の出力を調節する。出力調節後は簡易計測も実施し相互に確認することを推奨する。

2.2.4.3 粒子線の出力不変性試験

基本的に光子線・電子線と同様である。しかし，粒子線の治療装置には日々の出力の変化を補正して治療を行う装置がある。この場合，施設の責任において固体ファントムとリファレンス線量計を使用するなど，日間の再現性が高い計測条件を利用した相対線量計測を採用してもよい。ただし，日々の補正の妥当性は少なくとも毎月の頻度で確認し，水中の標準計測で実施することを推奨する。

2.2.4.4 モニタ線量計

一般的な放射線治療装置のモニタ線量計には平行平板形の透過型電離箱が利用され，メインモニタとバックアップモニタの2層構造である。出力制御はメインモニタで行われ，バックアップモニタは予備である。また，モニタ線量計には密封型と非密封型（通気型）がある。非密封型は周囲の温度と気圧，湿度により電離箱の感度が変化するため，自動補正がなければ出力に影響する。さらに，モニタ線量計は線量率やターゲットに入射する電子の角度と位置を計測し，これらをフィードバック制御する。よって，モニタ線量計に異常がある場合は線量率や線量プロファイルも重要な試験項目となる。ここで述べた出力不変性試験のほかに，モニタ線量計に関する品質管理には出力再現性試験（一日安定性試験ともいう），MU直線性，バックアップモニタ線量計出力不変性，プロファイル不変性がある。また，これらの性能の線量率依存性，ガントリ角度依存性，回転照射時の安定性も確認する必要がある。

特記事項，ガイドラインの紹介

フラットニングフィルタのないビーム（Flattening filter free beam; FFF beam）の標準計測法は標準計測法12[9]に記述がないため，「AAPM TG-51Addendum[10]」を参考にすること。

【参考文献】

1) International Commission on Radiation Units and Measurements Report 24.Determination ofAbsorbed Dose in a Patient Irradiated by Beams of X- or Gamma-Raysin Radiotherapy Procedures. Bethesda, MD: ICRU, 1976.

2) Svensson G K, N A Baily, R Loevinger, et al. AAPM Report No. 13. Physical Aspects of Quality Assurance in Radiation Therapy. New York: American Institute of Physics, 1984.

3) Klein EE, Hanley J, Bayouth J, et al. Task Group 142, American Association of Physicists in Medicine. Task Group 142 report: quality assurance of medical accelerators. Med Phys. 2009; 36（9）: 4197-212.

4) American Association of Physicists in Medicine Report No. 85. Tissue Inhomogeneity Corrections for Megavoltage Photon Beams. Madison, WI: Medical Physics Publishing, 2004.

5) Herring D F, Compton D M J. "The degree of precision required in the radiation dose delivered in cancer therapy," page 51 in computers in Radiotherapy, Glicksman A S, Cohen M. and Cunningham J. R., Eds.（Brit. J. Radiol. Special Report No.5,（British Institute of radiology, London）, 1971.

6) Stewart J G and Jackson A W. "The steepness of the dose response curve both for tumor cure and normal tissue injury," Laryngoscope 85. 1967; 1107.

7) Svensson H, P Westling, L G Larson. "Radiation induced lesions of the brachial plexus correlated to the dose time fraction schedule." Acta Radiol Ther Phys Biol. 1975; 14: 228.

8) 日本医学物理学会編．外部放射線治療における吸収線量の標準測定法（標準測定01）．通商産業研究社，2002．

9) 日本医学物理学会編．外部放射線治療における水吸収線量の標準計測法（標準計測法12）．通商産業研究社，2012．

10) McEwen M, DeWerd L, Ibbott G, et al. Addendum to the AAPM's TG-51 protocol for clinical reference dosimetry of high-energy photon beams, Med. Phys. 2014; 41（4）: 041501.

2.3 測定機器の品質管理

　治療装置や治療計画装置の品質管理，治療計画の線量検証を適切に実施するためには，利用する測定機器も同様に品質管理が実施されている必要がある。本節では，測定機器の品質管理について述べる。

◆2.3.1 品質管理に必要な測定機器

　放射線治療の品質管理を実施するために，電離箱線量計，固体検出器，フィルム，多次元検出器，EPID，ファントム，温度計，気圧計等の測定機器が必要となる。また，放射線治療施設は，実施する治療技術に合致した測定機器等を整備しなければならない。

◆2.3.2 電離箱線量計

　電離箱線量計は，放射線の照射により電離箱空洞内で発生した電離電荷を計測することで線量評価がなされ，精度の高い計測法として広く利用されている。水吸収線量の計測は「標準計測法12」に準じて実施する[1]（2.2 吸収線量の標準化☞40ページ参照）。電離箱線量計の形状は，円筒形，平行平板形および球形に分類され，さらに円筒形は，電離体積によってファーマ形（約$0.6\,cm^3$），ミニ型（約$0.1\,cm^3$），マイクロ型（約$0.01\,cm^3$）に分類される[2]。モニタ線量計の校正における水吸収線量の評価には電離箱線量計が用いられるため，各施設でファーマ形電離箱や平行平板形電離箱を整備しなければならない。施設の基準となるリファレンス線量計の校正については，2.2 吸収線量の標準化（☞40ページ）を参照されたい。フィールド線量計を用いて絶対線量評価を行う場合には，リファレンス線量計と相互校正を行い，測定精度を担保する必要がある。ビームデータ測定を実施する際には，照射野サイズに合わせた適切な電離体積の線量計を選択すべきである[3]。

　線量計の管理は，適切な温度・湿度に管理された場所（デジケータ内等）で保管し，測定前に漏洩電流による測定値への影響の確認を行う。

◆2.3.3 固体検出器

　シリコンダイオード検出器やダイヤモンド検出器などの固体検出器は，電離箱線量計と比較して，感度が高く，空間分解能に優れる特徴をもち，小照射野を中心としたビームデータ測定に利用される[1]。シリコンダイオード検出器は，感度のエネルギー依存性を補償するため光子線用，電子線用，小照射野用などの種類があり，測定する線質に合わせた検出器の選択が必要である[3]。また，線質が同一であっても，照射野サイズ，測定深の変化による低エネルギー成分の増加により検出器が過剰反応する場合がある。そのほかに温度依存性，線量率依存性[3]にも注意が必要である。ダイヤモンド検出器は，検出素子の原子番号が人体組成

に近いため，エネルギー依存性は比較的小さい[1]。従来の天然ダイヤモンドを利用した検出器は，感度が検出器により異なり，測定値を安定させるため多量の事前照射が必要であった。新たに開発された人工ダイヤモンドを利用した検出器は，それらの特性が改善され，電離箱線量計と類似した特性を有し，空間分解能に優れている[4]。これらの固体検出器を使用する場合には，各施設において電離箱線量計による測定結果と比較し，使用可能な測定条件を判断する必要がある[3]。

◆2.3.4 フィルム

フィルムは線量分布検証や，幾何学的位置精度検証の検出器として利用され，現像処理を必要とするラジオグラフィックフィルム（Radiographic film: RGF）と現像処理を必要としないラジオクロミックフィルム（Radiochromic film: RCF）に大別される。フィルム解析システムは，フィルム，スキャナおよびソフトウェアから構成され，フィルムだけでなくスキャナについても品質管理が必要である。

RGFでは自動現像機の品質管理が必要となる。自動現像機の日々の特性変化の影響を低減するには，特性曲線を検証日ごとに取得することが推奨される[5]。一方，RCFは現像処理を必要としないが，フィルムやスキャナに起因する様々な注意すべき特性がある。RCFの注意すべき特性として，フィルム感度の不均一性，照射後の経時的濃度上昇，フィルムスキャン方向による濃度変化などが挙げられる[1]。フィルムを用いた線量検証の不確かさを低減するには，これらの特性を理解し，各施設においてフィルム取扱いプロトコールを作成し，毎回同じルールで処理することが重要である[1,5]。

◆2.3.5 多次元検出器

多次元検出器は，複数の小型電離箱や半導体素子を平面上に離散的に配置した検出器である。多次元検出器は，電離箱線量計とフィルムを用いた線量検証に完全に置き換わるものではないが，線量検証を効率的に実施できる有用なツールである。各施設において使用する多次元検出器の特性[2,5]を把握し，使用時には適切にキャリブレーションを実施する必要がある。治療装置導入時やIMRT開始当初は，多次元検出器単独の線量検証ではなく，電離箱線量計やフィルム等を用いた線量検証を併用することが推奨される[2]。また，多次元検出器には，照射野の大きさや，平坦度等を簡便に評価可能な場合があるが，電離箱やフィルムによる評価結果と比較した上で利用すること。

◆2.3.6 EPID

EPIDは主に位置照合ツールとして利用されてきたが，近年，治療装置の幾何学的精度管理やIMRTの線量検証ツールとしても利用されている。「フィルム同

様に空間分解能が高く，直接ディジタルデータとして得られるため簡便に測定，解析が可能である」という利点を有する。しかしながら，EPIDを用いた検証はフィルムを用いた線量分布検証とは異なり，治療装置から照射される各門のフルエンス分布検証であることに注意が必要である[2]。EPIDを線量測定機器として使用する場合には，EPIDの種々のキャリブレーションを適切に実施した上で，線量再現性，線量直線性，線量率依存性，ガントリ角度依存性および残像効果などの特性を確認しておく必要がある[2,5]。

◆2.3.7 ファントム

品質管理，線量検証を実施するために，各種ファントムが利用される。代表的なファントムとして，校正用水ファントム，固体ファントム，三次元水ファントムがある。

校正用水ファントムは，放射線治療装置のモニタ線量計の校正などで利用される。「標準計測法12」では基準媒質として水を推奨している。水ファントムは最大測定深より10 cm以上の深さ，測定深での照射野端より5 cm以上の大きさが必要である。また，電離箱を所定の位置に1 mm以内の精度で設置，固定できるジグを備える必要がある[1]。

3次元水ファントムは，治療装置のビームデータ取得および品質管理のために用いられるスキャニング機構を備えた大型の水ファントムである。3次元水ファントムのサイズは，最大測定深において最大照射野のプロファイル測定範囲を十分に満たす大きさが必要であり，散乱条件が不十分なものは使用すべきでない[3]。また，スキャニングに用いる検出器に対して，適切なジグ，ケーブルおよびコネクタを準備する必要がある。3次元水ファントムを使用する前には，スキャンアームがx，y，z，対角線方向に正常に動作し，駆動の直線性，再現性に問題がないことを確認する[6]。なお，ビームデータ測定の技術的内容については，2.4.2 ビームデータ測定（☞49ページ）を参照されたい。

放射線治療の線量測定には，水ファントムとともに固体ファントムがよく利用される。特にIMRT等の患者プランの線量検証には，加工が容易で利便性の高い固体ファントムが利用されることが多い。固体ファントムには製造上の不確かさが存在するため，使用前に固体ファントムの厚み，密度，均一性等を確認することを推奨する[2,5]。ファントムの均一性は，ファントムをCT撮影することで異物や気泡の混入を評価できる[5,8]。

固体ファントムはさまざまな組成のものが市販されており，水に近い吸収，散乱特性を有するものもあるが，厳密には水とは異なるため，使用する固体ファントムの水等価性を評価し，補正の必要性を判断する必要がある[2,5]。水吸収線量測定に固体ファントムを用いる場合は，水との吸収，散乱特性の違いを補正する深さスケーリングを考慮する必要がある。また，電離箱線量計を用いて固体ファントム内で水吸収線量を測定する場合には，水中と固体ファントムとの違いによ

る電離箱線量計の応答の相違を補正するフルエンススケーリングの考慮が必要となる[1,2,5]。

◆2.3.8 温度計・気圧計

「標準計測法12」では通気型の電離箱の使用が推奨されており，吸収線量を得るには温度と気圧の補正が必要となる。温度，気圧と吸収線量の関係は，温度1℃あたり0.3％，気圧1hPaあたり0.1％の吸収線量の変化があるため[6]，計器の精度や読み違いに注意が必要である。正確な温度および気圧を測定するため，校正された機器を利用することを強く推奨する。温度計としては白金抵抗式温度計やガラス製温度計，気圧計としてはフォルタン型水銀気圧計またはアネロイド型気圧計が一般に使用されている[1]。フォルタン型水銀気圧計では，指示値に対して器差補正，温度補正，重力補正の3つの補正が必要であり，温度補正を行わない場合，吸収線量を0.4％程度低めに評価するため注意が必要である[1]。最近では，温度計，気圧計ともにデジタル型が利用されることも多く，読み違いの回避に有用である。計器指示値に許容される誤差は，温度計±0.5℃，気圧計±5hPaとされている[7]。なお，長期間使用により経年劣化が生じるため，定期的な校正を推奨する。

◆2.3.9 その他の機器

その他の機器として，定規，角度計，方眼紙，位置精度確認用の機器，動体ファントム，デシケータ，ケーブル等が使用される。各機器の品質管理を適切に実施する必要がある。

【参考文献】
1) 日本医学物理学会編．外部放射線治療における水吸収線量の標準計測法（標準計測法12）．通商産業研究社，2012．
2) 日本放射線腫瘍学会QA委員会．強度変調放射線治療における物理・技術的ガイドライン2011．2011．
3) Das IJ, Cheng CW, Watts RJ, et al. TG-106 of the Therapy Physics Committee of the AAPM. Accelerator beam data commissioning equipment and procedures: report of the TG-106 of the Therapy Physics Committee of the AAPM. Med Phys. 2008; 35（9）: 4186-215.
4) Ciancaglioni I, Marinelli M, Milani E, Prestopino G, Verona C, Verona-Rinati G, Consorti R, Petrucci A, De Notaristefani F. Dosimetric characterization of a synthetic single crystal diamond detector in clinical radiation therapy small photon beams. Med Phys. 2012; 39（7）:4493-501.
5) 河内徹, 遠山尚紀, 小島徹, 他. 強度変調放射線治療の線量検証法. 医学物理 30 Suppl. 6, 2010.
6) 岡本裕之, 黒岡雅彦, 宮浦和徳, 他. 詳説放射線治療の精度管理と測定技術. 中外医学社, 2012.
7) 日本放射線腫瘍学会研究調査委員会. 外部放射線治療装置の保守管理プログラム. 通商産業研究社, 1992.
8) Low DA, Moran JM, Dempsey JF, Dong L, Oldham M. Dosimetry tools and techniques for IMRT. Med Phys. 2011; 38（3）: 1313-38.

2.4 治療装置の品質管理

概要

　治療装置の品質管理は，導入された装置・機器の物理的かつ機械的性能において許容される精度内であることを保証することを目的とする．本ガイドラインにおいては，治療装置の精度管理については，IEC [1,2]（JIS [3,4]），AAPM [5-7]，ACMP [8] などの文献から参照あるいは引用する．精度管理の基準となる装置の線量・幾何学的情報は，治療計画装置にパラメータとして入力され，治療計画精度に直接影響するため，治療装置の線量・幾何学的精度管理は定期的に実施しなければならない．

　受け入れ試験はメーカーの主導で行われるが，ユーザーはメーカーとともに確認・評価し，承認しなければならない．ユーザー主導で行うコミッショニングは，メーカーとあらかじめ打合せを行い，実施項目や基準値を設定する．

　ビームデータ測定は，治療計画装置におけるビームモデルを作成するための入力データを取得することと，継続的なQA/QCの一環として治療装置の状態を確認することを目的とする．測定精度は治療計画装置の線量計算精度や装置の精度評価に影響を与えるため，適切にビームデータを測定することは重要である．

　外部放射線治療装置（治療装置）の高精度化に伴い，マルチリーフコリメータ（MLC），ダイナミックウェッジ（ダイナミックウェッジ，ユニバーサルウェッジ，バーチャルウェッジなど），フラットニングフィルターフリー（FFF），画像照合装置などが搭載されている．また，高精度放射線治療専用治療装置が臨床利用されており，各々の装置に特化した管理項目や測定方法もあるため，本ガイドラインでは各治療装置に分けて解説する．

◆2.4.1 治療装置の受け入れ試験とコミッショニング

　受け入れ試験とコミッショニングは装置の新規導入や更新，および新規治療技術の導入時に，ベンダーとユーザーが協力して実施すべき事項である．治療装置における受け入れ試験，コミッショニングは，文献 [9-14] や関連学会からのガイドライン [15-18] を参考に実施されたい．

受け入れ試験

　治療装置の受け入れ試験とは，ベンダーの責任において，仕様通りの性能を有していることを確認する行為である．受け入れ試験はベンダーとユーザーが協力し，ベンダーが主体的に実施する．受け入れ試験実施結果はベンダーとユーザーの双方で確認し，その結果に問題がなければ，双方の署名により受け入れ試験が完了する．ユーザーは仕様書の内容を確認・理解した上で，受け入れ試験結果を承認する必要がある．

コミッショニング

　コミッショニングとは，ユーザーがその責任において，臨床開始前に実施する

治療技術に必要な精度を治療装置が有することを確認・調整する行為である。放射線治療を高品質及び安全に患者へ提供するためには，治療装置のコミッショニングが重要である。治療装置のコミッショニングは受け入れ試験項目と一部重複する項目があるが，実際の放射線治療を想定した検証項目を立案し，実施する。

治療装置のコミッショニングのための期間は，不測の事態も想定して設定する。また，検証項目に必要な線量測定器や人員配置の見積もりなどを事前に準備する。コミッショニングは，複数人で実施しなければならない。

コミッショニングの準備においては詳細な実施手順書を作成し，実施後は結果報告書の文書化を行うべきである。文書化されたコミッショニングの実施手順書および結果報告書は，各施設のスタッフの移動などによって紛失しないように，一元管理と担当者へ引き継ぐ体制の構築が必要である。

◆2.4.2 ビームデータ測定

はじめに

ビームデータ測定は，治療計画装置におけるビームモデルを作成するための入力データとして利用するため，および継続的なQA/QCの一環として治療装置の状態を確認するために実施される。測定されたビームデータは，治療計画装置を通して投与線量へ影響を与えるため，適切にビームデータを測定することは重要である。本節では，ビームデータ測定を適切に行うために必要な手順について述べる。

概説

ビームデータとは，治療装置から出力される放射線の特性を示すものをいい，スキャンデータ，ノンスキャンデータの2つに大別することができる。スキャンデータとは「検出器を駆動させながら測定するデータ」であり，ノンスキャンデータは「検出器を固定した状態で測定を行うデータ」である。両者ともに一般的に水ファントムを用いて測定され，特にスキャンデータに対しては3次元水ファントムを用いる。これらのデータは測定システムおよび測定者に依存してはならず，1％以内の精度で測定することが望ましい[7]。治療装置の導入時におけるビームデータ測定では膨大なデータを取得するため，十分な時間を確保し，適切な人員配置が必要である[19,20]。また，許可使用証に係る使用線量（使用時間）を遵守すること。

ビームデータ測定における注意点

ビームデータ測定における不確かさの要因として，ファントムの設置などによる幾何学的な要因，放射線の線質変化などの放射線学的な要因，電気的ノイズなどの電気的要因，ヒューマンエラーによる人的要因が挙げられる。測定者はこれらの要因をよく理解し，不確かさの少ない測定を行う必要がある。ビームデータ測定の手順に従い，注意点を以下に示す。

1．測定時間の見積もりおよび測定スケジュールの決定

　　各施設で必要なビームデータをリストアップし，それらのデータに取得に必要な時間を見積もる．測定時間の簡易的な見積もり方法に関してはAAPM TG-106報告書[7]に記述されているので参考にされたい．見積もられた測定時間を基に，測定スケジュールを立案する[20]．

2．3次元水ファントムの精度の確認

　　3次元水ファントムを設置し，検出器を指定した任意の位置に移動可能であること，および駆動軸がそれぞれ直交しかつ水面に対して平行・垂直に駆動することを確認する．適切に設置されたファントムを使用すれば，測定システムに依存せず同等のデータが取得できる[21]．

3．測定用検出器の選択

　　測定に使用する検出器は，有感体積に依存する空間分解能，検出器の有感媒質および構造に起因する線質依存性，電気的安定性などを考慮して選択する必要がある．空間分解能の判断基準として検出器の有感体積中の線量変化があり，これが1％以内となる検出器を選択する[7]．ただし，有感体積中の線量変化を知るためにはフィルム等の空間分解能の小さな検出器を利用する．一般的には4×4 cm^2 程度の照射野までは0.1 cm^3 程度の体積をもつ電離箱がスキャンデータ測定によく使用され，それ以下ではより小さな体積の電離箱やダイオード検出器などが使用される[7]．

4．スキャンデータの測定

　　代表的なスキャンデータとして，深部量百分率（Percentage Depth Dose：PDD）や軸外線量比（Off-Axis Ratio：OAR）が挙げられる．測定時間や測定間隔などのスキャンプロトコールにも測定データは依存するため，測定前のダミーランと施設の状況に応じて測定の変動範囲が1％以内となるよう調整する[7,20]．スキャンデータの測定では，装置の出力変動を補正するためにリファレンス検出器を併用することが推奨される[7]．

5．ノンスキャンデータの測定

　　代表的なノンスキャンデータとして出力係数（Output Factor, OPF）やウェッジ係数などが挙げられる．治療計画装置（TPS）などの使用するシステムで求められるSSDおよび深さに検出器を設置する．ウェッジ係数の測定では，検出器の長軸方向をウェッジフィルタの傾斜方向と直交するように設置し，線量勾配の影響が小さくなるよう測定する．また，ウエッジの方向依存性についても事前に測定しておく必要がある．

6．ビームデータの加工・転送

　　測定したビームデータを治療計画装置へ登録する前に，ビームデータを加工する場合がある．加工処理としてはスムージング（平滑化），センタリング（中心化），ミラーリング（対称化）などが挙げられる．ただし，過度な加工はもとのビームデータ特性を失わせてしまうため，注意が必要であ

る[7]。また，TPSへビームデータを登録する際，TPSはビームデータファイルがもつヘッダ情報を参照することがあるため，正しいヘッダ情報が保存されていることを確認する。

7．ビームデータの保存と報告書の作成

測定したビームデータは，電子媒体および紙媒体の両方で保存すべきである[7]。また，ビームデータ測定が終了したのちは測定報告書を残し，だれが，いつ，どの検出器で，どのように測定を行ったかを簡潔に記録し，同様の測定が再現可能な状態にしておくことが推奨される。

ガイドラインの紹介

ビームデータ測定に関しては，AAPMよりTG-106[7]が出版されており，治療装置の導入時に有効に活用できるような包括的な内容となっている。また，この報告書の日本語訳[22]が日本医学物理学会のホームページで公開されている。

◆2.4.3 一般的治療装置の品質管理

目的

本節で取り扱う治療装置は，回転ガントリと照射野限定器（コリメータまたはjawという）およびMLCを有するヘッド構造をもつリニアックを示す。

リニアックにおける品質管理の目的は，新規導入時や修理または改良後，および定期的にその性能が許容される精度範囲内にあることを証明することで，患者に高品質な治療を提供し，同時に安全を保証することである。本節では，照射精度に関わる機械的性能における品質管理について解説する。

概説

近年の放射線治療は高精度化が著しく，リニアックの構造および物理特性はより複雑になり，回転ガントリ部にはIGRTに関わる照合装置が搭載されるようになったため，その精度管理に関する実施項目数も増加している。この精度管理とは，ある管理項目における計測結果が，正確度と精度を伴って許容値内にあるように管理する行為である。リニアックの品質管理のための精度管理は定期的に実施されるものであるが，項目に応じて段階的に頻度別に実施すべきである。したがって，リニアックの精度管理には，実施時間およびマンパワーの充足とともに，効率的かつ高精度に実施できる測定機器が必要である。

リニアックは通常，IEC[1,2]に整合するJIS規格[3,4]に適合した性能と安全性が保証されていなければならない。また，このIEC，JISおよびAAPM TG-40におけるリニアックの精度管理項目の許容値は，線量および空間的な全体の不確かさ±5％，±5mmに抑えることを目的として設定されている。さらに2000年に発刊された『外部放射線治療におけるQuality Assurance（QA）システムガイドライン[23]』（以下，JASTRO QAガイドライン2000）は，リニアックの品質管理についてIEC[1,2]，JIS[3,4]を基本とし，AAPM TG-40[24]と整合するように策定さ

れた。

　2009年に発表されたAAPM TG-142[15]では，近年の治療装置の高精度化に伴う精度管理に関する新たな指針を占め示している。ここでは，照射装置の幾何学的，線量的項目に加え，IEC，JISまたはAAPM TG-40には明記されていない非対称照射野，ダイナミックウェッジ，MLC，画像照合機器に関する管理項目や定期的管理における許容値について，言及している。また，全身照射（total body irradiation, TBI）／全身皮膚電子線照射（total skin electron therapy, TSET），IMRT，SRS/SBRT，呼吸同期照射などの照射法別の許容範囲についても示されている。

QA/QCの基本的な考え方

　JASTRO QAガイドライン2000に示されている許容値は，受け入れ試験やコミッショニング時に測定された値を測定値の基準値として採用するか否かの判断に用いられる。一方，定期的QA/QCの指針については，現在の治療装置に対応したTG-142における基準値に対する不変性を中心とした評価を行うことになる。

　AAPM TG-142は，非IMRT，IMRT，SRSまたはSBRTのタイプ別に線量的管理，幾何学的管理，動的非物理ウェッジ，MLC，照合装置，呼吸同期，安全管理の各項目における許容値（基準値に対する不変性）を記しており，それぞれの実施項目の頻度は，毎日，毎月，毎年に分類されている。以下に治療装置における管理項目を示す。種類別，頻度および許容値などの詳細は本文献を参照されたい。

治療装置の精度管理項目

1．線量管理項目

　線量に関する精度管理項目として，X線及び電子線の絶対線量の出力不変性，線量率依存性，プロファイル不変性，線質評価（X線では$TPR_{20,10}$またはPDD_{10}，電子線ではR_{50}），バックアップモニタ線量計の出力不変性，MU直線性および再現性，X線出力係数，電子線アプリケータの出力係数，物理ウェッジ係数，TBI/TSETにおける出力不変性が挙げられる。また，各ガントリ角度におけるこれらの依存性や，回転照射時における出力不変性なども確認するべきである。ダイナミックウェッジについては，そのウェッジ係数を確認し，プロファイルの不変性評価によりコリメータの動作制御精度等を確認する。

　MLCについては，MLCによる設定照射野と放射線照射野および光照射野の一致を確認し，MLC本体と先端部およびMLC間の透過線量を定量的に評価することが推奨される。さらに，動的MLC制御を伴うdynamic MLC（DMLC）-IMRTやvolumetric modulated arc therapy（VMAT）等を実施する場合，動作時のリーフ位置速度，位置精度の確認も必要である。

　呼吸性移動を伴う標的に対する追跡照射技術における精度管理項目において，一般的に呼吸監視システムの動作，照射機構制御精度，ビーム出力不変性，ビームエネルギー不変性，インターロック動作等が挙げられる。詳しくは2.10.6 呼吸

性移動対策（☞90ページ）を参照されたい。

2．幾何学的管理項目

幾何学的な精度管理項目において，治療装置本体に関するものでは，レーザー指示点とフロントポインタ指示点およびクロスヘア中心位置の一致，放射線アイソセンタと幾何学的アイソセンタの一致，光照射野と放射線照射野および表示値の一致，ガントリおよびコリメータ角度の表示値と実際の角度の一致，ガントリやコリメータの回転中心の位置精度，距離計の表示値の確認等が挙げられる。治療寝台については，治療寝台位置の表示値と実際の位置の一致，回転中心の位置精度，治療天板の歪みとその角度，治療寝台の可動域の確認が必要である。また，付属器具である画像照合用十字スケーラ，物理ウェッジ，ブロックトレイ等については，その認識とロック機構の正常動作，および設置位置精度の確認が必要である。

3．安全管理項目

その他，放射線治療室には遮蔽扉の開閉インターロック，監視モニタ，エリアモニタ，照射表示灯等の安全を保障するための機構が備わっており，これらが正常に動作していることを定期的に必ず確認しなければならない。

◆2.4.4 高精度照射用専用装置の品質管理

近年では，定位放射線治療や強度変調放射線治療に特化したガンマナイフ，トモセラピー，サイバーナイフ等の専用の照射装置が臨床に使用されている。また，通常の照射装置においても，高い線量率で出力可能なフラットニングフィルタフリー（FFF）モードを備えた汎用型リニアックが登場している。この節では，これらの専用装置とFFFモードを備えた装置の特徴とQA/QCについて述べる。

概説

高い線量率で出力可能なFFFモードを備えた汎用型リニアックは，フラットニングフィルタ（FF）装填ビームと比較し，高線量率，非平坦なビームプロファイル，線質軟化による表面線量の増大等の特徴がある。専用装置であるトモセラピーやサイバーナイフも，フラットニングフィルタを備えていない装置である。

FFFビームのQA/QCの基本的な考え方はFFを有する装置の方法と大きな違いはないが，非平坦な線量プロファイルを取り扱う上での吸収線量測定時や線量プロファイルの評価方法について注意すべき事項がある。FFFビームの吸収線量評価については，AAPM TG-52 addendum [25] や標準計測法12 [26] あるいは関連文献 [27,28] に記載されている各機器における標準照射条件，電離箱，イオン再結合補正係数等を参考にされたい。また，FFFビームの線量プロファイルについては，AAPM TG-142 [15] で報告されている不変性の評価法に従うことが推奨される。FFFビームの定期的品質管理については，FFビームと同様の手順で実

施する。

ガンマナイフの概要と品質管理

脳病変に対して用いられる定位放射線治療専用機であり，基本的に1回の照射で行われる（Stereotactic Radiosurgery: SRS）。線量が集中する体積の直径はコリメータサイズにより異なり，この組み合わせにより腫瘍の形状に合わせた線量分布を作成する。また，複数病変や大きなターゲットに照射を行う場合は，周辺線量が増加するため周辺部分の線量増加を評価する必要がある。

ガンマナイフの定期的品質管理項目には，線源強度，照射中心の位置精度，機器の正常動作，及び専用治療計画装置の入力データと出力データの確認等が挙げられる[29-32]。また，線源を装備しているため，遮蔽の健全性について定期的に確認する。

トモセラピーの概要と品質管理

トモセラピーは，バイナリMLC（開閉のみの制御）と体軸方向の治療ビーム幅を遮蔽するy-jawを有するガントリが，スリップリング内に搭載された強度変調放射線治療専用装置である[33]。治療中は治療計画で設定されたMLC動作を伴ってガントリが回転し，寝台が治療面を通過することで治療を実行する。この装置の出力は，モニタユニットあたりの吸収線量ではなく単位時間当たりの吸収線量（線量率）として定義される。また，ガントリ回転，テーブル移動およびMLC開度のような治療計画パラメータはすべて，時間が基準となる。

トモセラピーの治療計画装置の入力ビームデータには，標準のビームモデルが利用され，照射装置は標準のビームモデルに適合するように工場出荷時に調整されている。しかしながら，定期的な品質管理における基準データを取得するために，ユーザーが施設の設備によってビーム測定を行うことを推奨する。

トモセラピーの定期的品質管理の項目には，固定時ビームの線量率，回転時ビーム線量率の変動，線質，ビームプロファイル，y-jawおよびMLCの時間的制御の精度，寝台移動精度，位置決めレーザーの精度，mega volage CT（MVCT）の画像中心の位置や精度と画質等がある。MVCTの品質管理では，得られたMVCT画像に対して治療ビーム中心と画像中心の一致の精度，回転，歪み，空間分解能，コントラスト特性，HUの均一性，ノイズ，直線性等を評価し，基準値から許容範囲以内であることを確認する。

サイバーナイフの概要と品質管理

サイバーナイフは6つの関節をもつ工業用ロボットを利用した治療装置である。サイバーナイフの照射方法には，多方向から1点に集中させる方法と，多方向からのビームの向きや強度を調整するIMRTがある。また，照射中に間欠的にステレオX線画像を取得することで，患者が動いてもその位置誤差を認識しロボットが照射位置を補正する機能がある。

サイバーナイフの特徴の1つである動体追尾照射では，ステレオX線画像内の金属マーカあるいは腫瘍陰影の位置と，リアルタイムに取得される体表面上の赤

外線マーカ位置との相関モデルを作成し[34]，患者への照射時はその相関モデルに基づいて体表面上の赤外線マーカから腫瘍位置を予測し，ロボットで追尾する。サイバーナイフにおける定期的品質管理の項目について，線量の精度管理については，通常照射装置と同様にビーム出力に対する低MU値の照射精度（直線性および再現性），線量率安定性などを確認する必要がある。

サイバーナイフ特有の検証項目としては，コリメータの中心位置やサイズの確認があり，さらにIrisコリメータについては開度の再現性の確認が必要である。また，放射線照射野中心とビーム軸を示すレーザー中心との一致や，動体追尾照射における追尾精度の確認等も必要である。治療計画装置にて設定した，多方向からのビームによる線量分布中心と照合装置の画像中心の一致を確認するEnd to End試験は，ロボットの位置制御精度も含めた総合的な精度確認の方法として有用である。

特記事項，既出ガイドラインの紹介

FFFビームに関する参考文献は，AAPM TG-51 addendumに吸収線量測定方法が記載されている[25]。また，標準計測法12において，トモセラピーとサイバーナイフについての標準計測法が示されている[26]。

ガンマナイフにおけるQAの詳細（手法，許容値，頻度など）については，ガンマナイフ研究会作成の『レクセルガンマナイフQAガイドライン[29]』および『ガンマナイフQA項目と頻度[30]』が参考になる。このガイドラインはAAPM-TG42[31]や日本医学物理学会発刊の定位放射線照射のための線量標準測定法[32]を基にして，ガンマナイフ研究会によって作成・発刊されたものである。

トモセラピーにおけるQA/QCの詳細（手法，許容値，頻度など）については，トモセラピーユーザ会作成のトモセラピーQ&A[35]が参考になる。このマニュアルはAAPM TG-148[33]およびAAPM TG-142[15]を基にして，トモセラピー物理ワーキンググループによって発刊されたものである。

サイバーナイフにおけるQA/QCの詳細（手法，許容値，頻度など）については，ユーザー会作成の『サイバーナイフQA・QCマニュアル[36]』が参考になる。本マニュアルは，AAPM TG-135[37]を基にして作成されたものである。

【参考文献】

1) Medical electron accelerators-functional performance characteristics. International Electrotechnical Commission Publication 976, 1989.
2) Medical electron accelerators in the range 1 MeV-50 MeV – Guidelines for functional performance characteristics. International Electrotechnical Commission Publication 977, 1989.
3) 医用電子加速装置-安全，JIS Z 4705，1993.
4) 医用電子加速装置-性能特性，JIS Z 4714，2001.
5) Nath R, Biggs PJ, Bova FJ, et al. AAPM code of practice for radiotherapy accelerators: report of AAPM Radiation Therapy Task Group No. 45. Med Phys. 1994; 21（7）: 1093-121.
6) Physical aspects of quality assurance in radiation therapy, American Association of Physicists in Medicine Task Group Report 13, American Institute of Physics, New York, 1984.

7) I. Das, J. C. Cheng, R. J. Watts, et al. Accelerator beam data commissioning equipment and procedures: Report of the TG-106 of the Therapy Physics Committee of the AAPM, Med. Phys. 35, 4186-4215, 2008

8) Radiation control and quality assurance in radiation oncology: A suggested protocol, American College of Medical Physics Report Series No.2, American College of Medical Physics, Reston, VA, 1986.

9) Safety of medical electrical equipment, Part 2：Particular requirements for medical electron accelerators in the range 1 MeV to 50 MeV. IEC 60601-2-1 ed3.1 Consol. with am1（2014-07）；JIS Z4705.（ed2.1のMOD）

10) Particular requirements for medical electron accelerators in the range 1 MeV to 50 MeV. IEC 60976 ed2.0（2007-10）；JIS Z4714.（ed1.0（1989）のIDT）

11) Guideline for Particular requirements for medical electron accelerators in the range 1 MeV to 50 MeV. IEC 60976 ed2.0（2007-10）

12) Medical electrical equipment, Part 2-29: Particular requirements for the safety of radiotherapy simulators. IEC 60601-2-29 ed3.0（2008-06）；JIS Z4751-2-29.（ed2.0（1999）のIDT）

13) Radiotherapy simulators – Functional performance characteristics. IEC 61168 ed1.0（1993-12）

14) Radiotherapy simulators, Part 2: Guidelines for functional performance characteristics. IEC/TS 61170 ed1.0（1993-12）

15) E. E. Klein, J. Hanley, J. Bayouth, et al., AAPM Task Group 142 report: Quality assurance of medical accelerators, Med. Phys. 36（9）, 4197-4212, 2009

16) Fraass B, Doppke K, Hunt M, et al. American Association of Physicists in Medicine Radiation Therapy Committee Task Group 53: quality assurance for clinical radiotherapy treatment planning. Med Phys. 1998; 25（10）: 1773-829.

17) JASTROガイドライン・勧告一覧.（JASTRO公認ガイドライン，参考ガイドライン，勧告／通達など）.（https://www.jastro.or.jp/guideline/）

18) 河内徹，遠山尚紀，小島徹，他．強度変調放射線治療の線量検証法：日本医学物理学会2008-2009年度研究援助課題「強度変調放射線治療における吸収線量測定法の標準化に関する研究」研究報告書. 日本医学物理学会，2010；30（6）：1-95,.

19) 遠山尚紀，熊崎祐，岡本裕之，他．放射線治療装置導入に関するコミッショニング必要期間について．放射線治療品質管理機構，2008.

20) 岡本裕之，黒岡将彦，宮浦和徳 他．詳説 放射線治療の精度管理と測定技術―高精度放射線治療に対応した実践Q&A―．中外医学社，2012.

21) Akino Y, Gibbons JP, Neck DW, et al. Intra- and intervariability in beam data commissioning among water phantom scanning systems. J Appl Clin Med Phys. 2014; 15（4）: 4850.

22) 脇田明尚，橋本慎平，河内徹，他．医療用加速器におけるコミッショニングの機器と手順 米国医学物理学会・治療物理委員会タスクグループ106レポート．Jpn. J. Med. Phys. 2013; 33, 16-57.

23) 外部放射線治療におけるQuality Assurance（QA）システムガイドライン．日本放射線腫瘍学会QA委員会，2000.

24) Kutcher GJ, Coia L, Gillin M, et al. Comprehensive QA for radiation oncology: report of AAPM Radiation Therapy Committee Task Group 40. Med Phys. 1994; 21（4）: 581-618.

25) McEwen M, DeWerd L, Ibbott G, et al. Addendum to the AAPM's TG-51 protocol for clinical reference dosimetry of high-energy photon beams. Med Phys. 2014; 41（4）: 041501.

26) 日本医学物理学会編．外部放射線治療における水吸収線量の標準計測法（標準計測法12）．通商産業研究社，2012.

27) Muir BR, Rogers DW. The central electrode correction factor for high-Z electrodes in small ionization chambers. Med Phys. 2011; 38（2）: 1081-8.

28) Lang S, Hrbacek J, Leong A, Klöck S. Ion-recombination correction for different ionization chambers in high dose rate flattening-filter-free photon beams. Phys Med Biol. 2012; 57（9）: 2819-27.
29) ガンマナイフ研究会．レクセルガンマナイフ QA ガイドライン．2014．（http://www.gamma-knife.jp/）
30) ガンマナイフ研究会．ガンマナイフ QA 項目と頻度．2014．（http://www.gamma-knife.jp/）
31) Michael C. Schell, Frank J.Bova, David A. Larson, et al. AAPM report 54: Stereotactic Radiosurgery, Report of AAPM Radiation Therapy Committee Task Group 42, AAPM Reports, 1995.
32) 日本医学物理学会編．定位放射線照射のための線量標準測定法—STIの線量とQA—．日本医学物理学会，2001.
33) Katja M. Langen, Niko Papanikolaou, John Balog, et al., QA for helical tomotherapy: Report of the AAPM Task Group 148. Med. Phys. 37（9），4817-4853, 2010
34) Furweger C, Drexler C, Kufeld M, Muacevic A, Wowra B. Advances in fiducial-free image-guidance for spinal radiosurgery with CyberKnife - a phantom study. J Appl Clin Med Phys. 12, 20-28, 2011.
35) トモセラピー物理ワーキンググループ．TomoTherapy システムにおける Q&A．日立メディコ株式会社，2014.
36) サイバーナイフ研究会 QA・QC 委員会．サイバーナイフ QA・QC マニュアル．日本アキュレイ株式会社，2013.
37) Dieterich S, Cavedon C, Chuang CF, et al. Report of AAPM TG 135: Quality assurance for robotic radiosurgery. Med Phys. 2011; 38（6）: 2914-36.

2.5 位置決め装置の品質管理

概要

　標的に十分な線量を投与しながら正常組織への影響を最小限に抑えるためには，放射線治療計画で決定した照射位置へ正確に照射しなければいけない。しかし患者整位および内部臓器位置は，治療日間もしくは治療中に変動する。照射位置の不確かさを減少させるには，位置決めの過程で，適切な患者固定具を選定して治療日間の患者整位の位置変動を抑制することが必要である。そして標的と周辺の正常臓器の空間的配置を正しく把握するために，適切なプロトコールでX線シミュレータ画像や放射線治療計画用CT画像を取得しなければならない。位置決めの段階で取得される画像は，実際の治療での画像位置照合の基準となるため，放射線治療装置と同等以上の幾何学的精度が要求される。また，放射線治療計画用CTは最適な画質を有していなければ，再構成されるDRR（digitally reconstructed radiograph）画像の画質や輪郭入力の精度の担保が困難となる。

　近年では，標的位置，浸潤範囲，リンパ節転移の有無などを適切に同定するため，放射線治療計画用CT画像と，診断用MRI画像やPET-CT画像などを併用して輪郭入力を行うことが多い。この際，放射線治療計画装置や放射線治療計画支援装置に実装されている画像位置合わせ機能（画像レジストレーション機能）を利用する。画像レジストレーション機能を誤って使用することは，治療すべき標的を見誤ることにつながるため，事前に適切なコミッショニングを実施し，画像レジストレーション機能の特徴を理解して使用しなければならない。

◆2.5.1 患者の固定

　放射線治療における患者の固定具は，放射線治療の目的および患者にとって効果的な患者固定でなくてはならない[1]。

　頭頸部，乳房，胸部および骨盤などの個々の治療部位に適切な固定具および固定補助具を用いること，または，全身照射や定位照射などに特別な固定具を用いることで放射線治療における照射位置の不確かさを減少することが可能である。しかしながら，固定具は患者に対して，照射時間中の快適性も保証する必要がある。適切な固定具を使用することが放射線治療における最終的な照射位置を決定する上で重要であり，治療中の患者体動に起因する偶然的な照射位置誤差の発生も抑制することが可能となる[2]。とくに，照射位置の精度と正確度を要求される高精度放射線治療では患者固定に起因する照射位置の変動を低減させる必要がある[3]。

　また固定具を臨床使用する前に，CT画像に対するアーチファクトなどの影響の程度を確認しておく必要がある。

【参考文献】

1) Pam Cherry, Angela M. Duxbury Practical Radiotherapy: Physics and Equipment, 2th edn. Wiley-Blackwell, 2009.
2) Akihiro Nakata, Kunihiko Tateoka, Kazunori Fujimoto, et.al. The Reproducibility of Patient Setup for Head and Neck Cancers Treated with Image-Guided and Intensity-Modulated Radiation Therapies Using Thermoplastic Immobilization Device. IJMPCERO. 2013; 2: 117-24.
3) Suzuki Junji, Tateoka Kunihiko, Shima Katsumi, et.al. Uncertainty in patient set-up margin analysis in radiation therapy. JRR, 2012, 53, 615-19.

◆2.5.2 放射線治療計画用CT装置

目的

三次元放射線治療計画では，治療計画用CT画像を利用して標的やリスク臓器の描出，線量計算を実施する。また治療時の位置照合用基準画像も，治療計画用CT画像を再構成して作成される。このように治療計画用CT装置の品質は放射線治療の精度に直結するため，そのQA/QCは重要である。また，呼吸性移動を伴う部位に対して時間軸を考慮に入れた4D-CTを取得する場合があるが，このような特殊な画像取得技術に対してもQA/QCを実施する必要がある。

本項では，治療計画用CT装置のQA/QCについて概説する。

概説

治療計画用CT装置のQA/QCは，診断用X線CT装置のQA/QC項目に放射線治療に特化した項目を追加したもので構成される。幾何学的検証についてはAAPM TG-66[1]，画質や線量についてはAAPM TG Report 39[2]，IEC 312232-6[3]，JIS Z 4752-2-6[4] から，各施設の使用条件に合わせて必要な項目を選択してQA/QCを実施しなければならない。4D-CTについては既存のガイドラインがなく，各施設で動体ファントムなどを用いて描出能や線量の確認などを実施し，撮像条件などを決定する必要がある。

CT値-電子濃度（または物理密度）曲線，画質や被ばく線量は，管電圧・mAs値（管電流自動調整機能を使用する時はその設定条件）・収集FOV・X線幅・画像スライス厚・焦点サイズ・画像再構成関数などの撮影条件の設定によって変動する場合がある。したがって，使用するすべての撮像条件に対してコミッショニングを実施，または，臨床使用時にそれらの変動要因が一定になるような撮像条件を設定しなければならない。CT値-電子濃度（または物理密度）曲線は，メーカーメンテナンスの際に水キャリブレーションを実施されることでも変動するため，こまめな確認を実施することが推奨される。

QA/QCの実施項目

1．幾何学的QA/QC

治療計画用CT撮影室内およびCT装置ガントリ内のレーザーは，治療室内のレーザーと同じアイソセンタ位置を指示しなければならない。このため，CT画像や撮影寝台とレーザーの幾何学的配置に関するQA/QCは，治療装置のQA/

QCでレーザーとアイソセンタの幾何学的配置に関するQA/QCと同等に重要である。レーザーが指示したスキャン中心位置が，CT画像上で画像中心として再現されていることを確認する。また水平方向および天井レーザーが，寝台可動範囲，スキャン範囲全体にわたって水平であり，CT画像平面と直交することを確認しなければならない。

治療計画用CT装置には，寝台駆動型とガントリ駆動型の2つのタイプが臨床使用されている。いずれのタイプにおいても，寝台はスキャン可能な範囲全域にわたってCT画像平面に対して水平および垂直でなければならない。また寝台は，デジタル指示に基づく寝台の体軸方向の動作が正確であり，再現性があることを確認しなければならない。

2. 画像に関するQA/QC

CT値の再現性は線量計算精度にも関わるため，重要である。日常的には毎回同一の物質をスキャンしてそのCT値の変動を確認する。メーカーメンテナンスやシステムキャリブレーションを実施した際には，電子密度ファントムを用いて，治療計画装置に登録されているCT値—電子濃度（または物理密度）曲線に変動が生じていないか確認しなければならない。電子密度ファントムを用いたQA/QCは，メンテナンスやキャリブレーションを実施していなくても，年に1回程度は確認することが推奨される。

画質については，診断用CT装置と同様に，画像ノイズ，画像領域の均一性，空間分解能，コントラスト分解能を確認する。

【参考文献】

1) Mutic S, Palta JR, Butker EK, et al. AAPM Radiation Therapy Committee Task Group No. 66. Quality assurance for computed-tomography simulators and the computed-tomography-simulation process: report of the AAPM Radiation Therapy Committee Task Group No. 66. Med Phys. 2003; 30 (10) : 2762-92.
2) P-J. P. Lin et al. "Specification and acceptance testing of computed tomography scanners: Report of Task Group 2" AAPM, 1993.
3) IEC 312232-6: 2006, Evaluation and routine testing in medical imaging departments – Part 2-6: Constancy tests – Image display devices.
4) 医用画像部門における品質維持の評価及び日常試験方法-第2-6部：不変性試験—．JIS Z 4752-2-6, 2012.

◆2.5.3 X線シミュレータ装置

目的

X線シミュレータ装置は，以前から行われている2次元治療計画の位置決めや呼吸性移動量の推定などに使用されている。

本項では，X線シミュレータ装置のQA/QCについて述べる。

概説

X線シミュレータ装置は，イメージ・インテシファイア（I.I）またはflat-panel detector（FPD）によって画像を取得する。最近では，FPDによりcone-beam computed tomography（CBCT）画像も取得可能である。

X線シミュレータ装置のQA/QCにおいて重要な点は，治療装置を正確に再現するための幾何学的精度である。そのため，QA/QC項目は治療装置と共通した項目が多く，幾何学的管理項目が主となる。

QA/QCの実施項目

寝台・ガントリ・レーザーなど，治療装置と同一の機構については，治療装置と同一の幾何学的QA/QCを実施する。その許容値は，自施設の治療装置の精度と同等であることが推奨されるが，AAPM TG142[1]が示す照射技術（non-IMRT，IMRT，SRS/SRT）に必要な幾何学的精度についても考慮することが望ましい。そのため，幾何学的項目のQA/QCのためのツールは治療装置の品質管理と同じ精度のものを使用しなければならない。X線シミュレータの寝台と治療装置の寝台のメーカーや型式が異なる場合，寝台のたわみの違いによるシステマティックエラーの影響が生じる場合があるため，求められる治療精度によっては"たわみ成分の位置誤差"を考慮しなければならない。

実際の管理項目，頻度，許容値等に関する報告にはAAPM TG40[2]があり，CTシミュレーションに関する報告AAPM TG66[3]も品質管理を行う概念を理解するうえで参考になる。

【参考文献】
1) Quality assurance of medical accelerators, Report of American Association of Physicists in Medicine Radiation therapy committee Task Group No.142 report, 2009.
2) Comprehensive QA for radiation oncology: Report of American Association of Physicists in Medicine Radiation therapy committee Task Group No.40, report No.46, 1994.
3) Quality assurance for computed-tomography simulators and the computed-tomography-simulation process: Report of the American Association of Physicists in Medicine Radiation Therapy Committee Task Group No. 66, 2003.

◆2.5.4 線形・非線形画像照合

はじめに

IGRTでは，2方向からのX線画像とDRR画像，またはCBCT画像と治療計画CT画像を剛体位置合わせすることで照射位置照合を行う。最近ではCT画像にMRIもしくはPET画像を重ね合わせて輪郭を描出する施設が多い。この際の画像の位置合わせにも剛体位置合わせが多く用いられてきたが，近年，非剛体位置合わせ（deformable image registration: DIR）を搭載した治療計画装置や治療計画支援装置が普及し，異なる時期・体位・装置で撮影された画像間での位置合わせが可能となった。また，DIRの機能を用いることで自動輪郭抽出や異なるCT画像で計画された線量分布の合算も可能となる。本項では，DIRを用いた装置を

安全かつ適切に運用するために必要なQA/QCについて述べる。
概説
　位置合わせは，基準画像に一致するように対象画像を移動させる。位置合わせには，対象画像を平行移動や回転移動のみを用いて移動させる剛体位置合わせと対象画像の形を変形させるDIRに分類することができる。剛体位置合わせは，上下，左右，前後方向の並進移動とyaw，pitch，rollの回転移動を組み合わせて位置合わせを行う方法で，骨照合など対象が変形しない場合の位置合わせに適している。

　一方DIRは，これまでに位置合わせに用いられてきた剛体位置合わせよりも自由度が高い位置合わせであり，画像を自由に変形させることができる。そのため，理論上は画像をどのような画像にも変形することが可能である。DIRは画像上に設置した特徴点に基づいた位置合わせ法や画素値に基づいた位置合わせ法などに分類することができ，それを実現するためにさまざまなアルゴリズムが提案されており，DIR精度も様々である[1,2]。したがって，変形により作成される画像や輪郭の精度を十分把握しない状況で臨床利用することは危険であり，DIRの適切なコミッショニングおよびQA/QCを実施し，DIRの特徴を十分理解して使用することが重要である。

QA/QCの基本的な考え方
　位置合わせの精度評価の基本は，その変形後の対象画像と基準画像の一致度を確認することである。最も単純な方法は目視による視覚的評価法であり，簡便に位置合わせの評価を行うことができる。しかし，この方法では，評価者の主観的な判断が精度評価の判定に影響を与える可能性がある。したがって，臨床で使用する場合には，評価者間での評価のバラつきを低減させるため，統一した判定基準を作成する必要がある。次に定量評価法があり，代表的な方法として解剖学的指標を用いた方法や輪郭を用いた方法がある。前者は，2つの画像において解剖学的特徴が等しい位置に指標を設置し，その2点の座標差を位置合わせ誤差として評価する[3]。後者は，2つの画像の輪郭の一致度を見ることで位置合わせ精度を評価する。使われる指標は，ダイス係数やハウスドルフ距離などがある[4,5]。これらの方法は，位置合わせを行う2つの画像に解剖学的指標を設置したり，輪郭を入力したりするなど，追加の作業が必要ではあるが，位置合わせ精度を定量的に評価することできる。

　DIRを搭載した装置導入時は，デジタルファントムや可変型ファントムを用いてDIRに使用するアルゴリズム，パラメータ，関心領域等によるDIRの精度変化を把握し，使用するDIRの特徴を理解しておく必要がある[6-8]。また，実際の患者画像を用いたEnd to End試験でシステム全体の包括的なQAを実施し，臨床で使用するパラメータやアルゴリズムなどを部位ごとに調整することを推奨する[9-11]。臨床導入後は，DIRの精度を保証するため，ソフトウェアのアップデートやパラメータ変更の際には精度評価を実施することが望ましい。さらに，DIR

を実施する者は，DIRの特性を十分把握している者であることが望ましく，DIRの精度評価（視覚評価や定量評価の結果）を患者ごとに記録として残すことを推奨する。

既出ガイドライン

国内のガイドラインは，まだない。国外では，現在AAPM TG-132が作成中であり，出版された後は参照されたい。

【参考文献】

1) Kashani R, Hub M, Balter JM, et al. Objective assessment of deformable image registration in radiotherapy: a multi-institution study. Med Phys. 2008; 35（12）: 5944-53.
2) Brock KK; Deformable Registration Accuracy Consortium. Results of a multi-institution deformable registration accuracy study (MIDRAS). Int J Radiat Oncol Biol Phys. 2010; 76（2）: 583-96.
3) Hou J, Guerrero M, Chen W, et al. Deformable planning CT to cone-beam CT image registration in head-and-neck cancer. Med Phys. 201; 38（4）: 2088-94.
4) Dice L, Measures of the Amount of Ecologic Association Between Species. Ecology 26, 297-302, 1945.
5) Mohamed AS, Ruangskul MN et al. Quality Assurance Assessment of Diagnostic and Radiation Therapy-Simulation CT Image Registration for Head and Neck Radiation Therapy: Anatomic Region of Interest-based Comparison of Rigid and Deformable Algorithms. Radiology 2014. (in press)
6) Varadhan R, Karangelis G, Krishnan K,et al. A framework for deformable image registration validation in radiotherapy clinical applications. J Appl Clin Med Phys. 2013; 14（1）: 4066.
7) Kashani R, Hub M, Kessler ML, et al. Technical note: a physical phantom for assessment of accuracy of deformable alignment algorithms. Med Phys. 2007; 34（7）: 2785-88.
8) Serban M, Heath E, Stroian G, et al. A deformable phantom for 4D radiotherapy verification: design and image registration evaluation. Med Phys. 2008; 35（3）: 1094-102
9) Castillo R, Castillo E et al. A framework for evaluation of deformable image registration spatial accuracy using large landmark point sets
10) Kadoya N, Fujita Y, Katsuta Y, et al. Evaluation of various deformable image registration algorithms for thoracic images. J Radiat Res. 2014; 55（1）: 175-82.
11) Hou J, Guerrero M, Chen W, et al. Deformable planning CT to cone-beam CT image registration in head-and-neck cancer. Med Phys. 2011; 38（4）: 2088-94.

2.6 治療計画装置の品質管理

　現在,治療計画装置は,放射線治療を実施する上で必要不可欠である。2000年頃に国内で発生した放射線治療の過照射事故の多くは,治療計画装置に関わる事項が原因であったことを忘れてはならない[1]。本項では,外部放射線治療において治療計画装置を安全に利用するために必要な受入試験,コミッショニング,定期的な品質管理について述べる。また,線量計算アルゴリズムの利用についても触れる。なお,高精度放射線治療に関する事項については2.10 各治療技術の品質管理(☞75ページ)を参照されたい。

◆2.6.1 治療計画装置の受入試験・コミッショニング

　治療計画装置を安全に利用するためには,受入試験,ビームデータ測定・登録,ビームモデリング,コミッショニングの一連の過程を通じて,治療計画装置が許容内の計算精度で治療装置からの出力線量を計算できることを確認しなければならない。この過程におけるデータの誤入力や確認不足は医療事故に直結するため,複数名で実施すべきである[2]。治療計画装置導入時と導入後の品質管理において責任をもって実施する者(医学物理士等)を指定することが望ましい。また,医学物理士等は治療計画装置の取扱いに習熟するため十分な訓練を受けることが推奨されるとともに,放射線腫瘍医や物理技術部門の責任者は,医学物理士等が十分に訓練を受けられる体制を構築するべきである。

　治療計画装置の受入試験とは,装置設置後臨床開始前に設置業者と使用者が共同で治療計画装置が仕様書通りに機能するかを確認する試験である。一般的な受入試験として,仕様書に基づきハードウェアに関する項目,データ転送に関する項目,ソフトウェアに関する項目,ベンチマーク試験に関する項目等がある[3]。

　治療計画装置のコミッショニングとは,使用者の責任において治療計画装置が臨床使用するために十分な機能・計算精度を有しているかを確認する試験である。受入試験では不十分な項目については追加で確認する必要がある。ビームデータ登録・確認,ビームモデリングもコミッショニングの一部である。治療計画装置のコミッショニングは線量に関与する項目,線量に関与しない項目に大別される。線量に関与する項目としては,ビームデータ登録・確認,ビームモデリングの検証,単純条件・臨床条件での検証等がある。一般的な線量計算精度の許容値は参考文献[3-5]を参照されたい。また,線量に関与しない項目としては,CTデータ入力,画像表示,輪郭入力機能,自動マージン付加機能,DRR描出精度,DVH計算精度等の確認がある。

　治療計画装置に入力するビームデータは,線量計算精度に直接影響を及ぼすため,その測定精度は重要である。ビームデータ測定は,使用者の責任において実施する。測定項目は,治療計画装置ごとに指定された項目や,QA/QCの基準値となる項目がある。ビームデータ測定の詳細は2.4 治療装置の品質管理(☞48ペ

ージ）を参照されたい。

　ビームモデリングとは，治療計画装置にビームデータや照射装置の幾何学的情報等を登録し，線量計算アルゴリズムの計算パラメータを調整することにより，線量計算結果をビームデータに合わせ込む作業である。コミッショニングによりビームモデリング精度の確認が行われるが，その精度の最終責任は使用者にある。

　治療計画装置の定期的QA/QC項目としては，登録されているCT値-相対電子濃度変換テーブルやビームデータの計算精度の不変性の確認のほか，エラーログの確認，CT画像等の入出力の確認等がある[3]。

　治療計画装置の更新等によりハードウェア，ソフトウェアの一部または全部が変更になる場合は，必要に応じ該当項目の受入試験とコミッショニングを実施する。

◆2.6.2 線量計算アルゴリズム

　現在，臨床利用されている線量計算アルゴリズムは，線量計算精度の観点からモデルベース，物理現象ベースのものがほとんどである。モデルベースのアルゴリズムには，一般的にPencil beam convolution（PB）法，Convolution/superposition（SP）法，Analytical anisotropic algorithm（AAA）法が用いられている。いずれも水の散乱カーネルを用いた線量計算法である。詳細は文献[6-8]を参照されたい。

　物理現象ベースのアルゴリズムは，放射線の物質内輸送をより精密に扱うボルツマン型輸送方程式の数値計算法とモンテカルロ法がある。これらの計算法は，モデルベースの計算アルゴリズムと異なり，人体組織の物質情報を取り扱うため，より精度の高い線量計算が可能である。これら物理現象ベースのアルゴリズムの詳細は，文献[9-13]を参照されたい。

　臨床使用においては，コミッショニングにより均質ファントムのみならず，不均質ファントムを用いた線量検証により，不均質領域における計算精度を確認した上で使用する。これら線量計算アルゴリズムを利用する上での注意点を下記に列挙する。

モデルベースの線量計算アルゴリズムを使用する上での注意点
・PB法やconvolution法では，密度が水と大きく異なる領域や密度変化の大きい領域で線量計算誤差が大きくなるため，不均質領域への線量計算に使用する場合は注意が必要である。
・SP法はモデルベースの中で一番精度が高い。AAA法はPB法に側方の散乱カーネルを加えた擬似的なSP法であり，低密度領域や境界領域で二次電子の挙動が十分に考慮されない場合があるため，注意が必要である。
・水のカーネルを用いて電子濃度の変化のみを考慮しているため，水と元素組成が大きく異なる物質（空気，骨）では正確な線量計算ができない。また，高原

子番号物質との境界や金属周辺からの散乱線を正確に計算できない。

物理現象ベースの線量計算アルゴリズムを使用する上での注意点
・人体組織を近似した相互作用断面積を取り扱っているため，厳密には水の線量と一致しない。たとえば，水に比べて軟部組織の線量は1～2%低下する。同様に，骨や金属等の高密度領域や境界領域でモデルベースの線量分布と異なる。
・モンテカルロ法では，統計誤差（分散や標準偏差）の設定によっては線量分布の不確かさが異なるため，点線量の評価では統計誤差を小さく設定するか，ある程度の領域の平均線量を利用する必要がある。

既出ガイドライン等
　治療計画装置の品質管理に関連するガイドラインについては，AAPM TG53[3]，TG65[12]，ESTRO booklet 7[4]，IAEA TRS430[5] が参考となる。AAPM TG53については，池田ら[14] により翻訳されている。また，JSMP TG01[15] やJSMP TG02[16] も参考になる。

【参考文献】
1) 放射線治療品質管理機構．品質管理参考資料集．（http://www.qcrt.org/）
2) 放射線治療品質管理機構．放射線治療装置導入に関するコミッショニング必要期間について．（http://www.qcrt.org/.）
3) Fraass B, Doppke K, Hunt M, et al. American Association of Physicists in Medicine Radiation Therapy Committee Task Group 53: quality assurance for clinical radiotherapy treatment planning. Med Phys. 1998; 25 (10): 1773-829.
4) Ben Mijnheer, Agnieszka Olszewska, Claudio Fiorino, Guenther Hartmann, Tommy Knöös, Jean-Claude Rosenwald, Hans Welleweerd, Quality Assurance of Treatment Planning Systems Practical Eamples for Non-IMRT Photon Beams（ESTRO Booklet No.7），ESTRO, Belgium, 2004.
5) IAEA TRS430 Commissioning and Quality Assurance of Computerized Planning Systems for Radiation Treatment of Cancer, 2004.
6) Van Esch A, Tillikainen L, Pyykkonen J, et al. Testing of the analytical anisotropic algorithm for photon dose calculation. Med Phys. 2006; 33 (11): 4130-48.
7) Knöös T, Wieslander E, Cozzi L, et al. Comparison of dose calculation algorithms for treatment planning in external photon beam therapy for clinical situations. Phys Med Biol. 2006; 51 (22): 5785-807.
8) Fogliata A, Vanetti E, Albers D, et al. On the dosimetric behaviour of photon dose calculation algorithms in the presence of simple geometric heterogeneities: comparison with Monte Carlo calculations. Phys Med Biol. 2007; 52 (5): 1363-85.
9) Bush K, Gagne IM, Zavgorodni S, et al. Dosimetric validation of Acuros XB with Monte Carlo methods for photon dose calculations. Med Phys. 2011; 38 (4): 2208-21.
10) Fogliata A, Nicolini G, Clivio A, et al. Dosimetric evaluation of Acuros XB Advanced Dose Calculation algorithm in heterogeneous media. Radiat Oncol. 2011; 6: 82.
11) Fippel M, Fast Monte Carlo dose calculation for photon beams based on the VMC electron algorithm Med. Phys. 26 1466-1475, 1999.
12) Fippel M, Laub W, Huber B, et al. Experimental investigation of a fast Monte Carlo photon beam

dose calculation algorithm. Phys Med Biol. 1999; 44（12）: 3039-54.
13) Chetty IJ, Curran B, Cygler JE, et al. Report of the AAPM Task Group No. 105: Issues associated with clinical implementation of Monte Carlo-based photon and electron external beam treatment planning. Med Phys. 2007; 34（12）: 4818-53.
14) 池田，他．AAPM TG53訳．日本医学物理学会．各種ガイドライン．（http://www.jsmp.org/wp-content/uploads/2013/04/TG-53.pdf）
15) 日本医学物理学会タスクグループ01．X線治療計画システムに関するQAガイドライン．日本医学物理学会．Vol. 27 Sup. No. 6.
16) 日本医学物理学会タスクグループ02．X線線量計算の不均質補正法に関する医学物理ガイドライン．日本医学物理学会．Vol. 31 Sup. No. 5.

2.7　患者プランの線量検証

目的

　臨床的QAにおいて，治療計画装置によって計算された個々の患者の線量を測定・確認することは重要である。この手段として，治療計画装置と独立した計算システムによるMU値の検証，水あるいは水等価ファントムと線量計を用いた実測による線量検証，または体内線量評価（以後，in vivo線量計測）する方法等がある。本節では，これらの検証法について概説する。

概説

　照射MU値の算出には，治療計画装置の結果を用いる方法と，各種係数によりMU値を算出する方法（手計算）の2種類がある。照射MU値は最終的な患者投与線量を決定するため，各治療計画に対して独立した方法により照射MU値を検証することが望まれる。

　治療計画装置における線量計算の不確かさの要素として，治療計画CTの被写体サイズや位置によるCT値の変化（均一性など）や画質ノイズ，CT値-相対電子濃度（または物理密度）変換テーブルの不確かさ，計画装置に登録するビームデータの測定誤差とビームモデリング精度，不均質媒質中の計算精度等が挙げられる[1]。この検証方法には，異機種の治療計画装置による計算，MU値計算システムの利用[2]，各種係数を用いた手計算による独立検証[3,4]，ファントムを用いた実測による線量検証，in vivo線量計測等[5-7]がある。

　異機種の治療計画装置を用いる方法では，臨床に使用した治療計画装置と異なる治療計画装置に治療計画情報を転送し，線量計算精度が同等以上の線量計算アルゴリズムで計算して結果を比較する。そのため，検証に用いる治療計画装置についても十分なコミッショニングが必要である。また，MU値計算システムを利用する方法についても同様である。一方，計算対象を水等価に変換する手計算なども，簡易的な検証として広く利用されている。これらは，計算過程において照射パラメータの確認作業を伴うことから，事故防止の観点において重要な検証過程である。

　ファントムを用いた実測による線量検証では，治療計画装置を用いて水または水等価ファントムで実測可能な測定系で計算し，実際に測定して計算値と計測値を比較する。この時，患者実治療計画における線量計算点までの実効的な深さと，ファントムにおける測定点までの実効的な深さをなるべく同じようにすることで，アルゴリズムの線量計算精度を正確に評価できる。

　in vivo線量計測法の1つである体表線量計測では，入射側と出射側の体表にビルドアップ材を付加した半導体線量計やフィルム等の検出器を設置し，計算により標的線量を推定する[5,6]。ビルドアップ材の最適な厚みはエネルギーによって異なるが，これらの計測線量が標的線量の推定に影響を及ぼすため[5,6]，注意が必要である。また，0.5 mm未満の深さである表面の測定では，TLDや半導体線

量計等の適切な検出器を利用する方法がある[5-7]。

近年では，その他の体内線量を評価する法として射出線量をEPIDなどの検出器で測定し，画像照合装置にて得られたkV conebeam CT，またはMV conebeam CT画像を用いて患者体内の線量分布を再構成して推定する方法も研究されている[8,9]。この方法では，患者体内の線量分布を再構成するための線量計算アルゴリズムが必要となるが，その推定精度は射出線量の測定精度に加えて，用いられたconebeam CT画像や線量分布再構成アルゴリズムにも依存するため，使用には十分な検証を必要とする。

特記事項，既出ガイドラインの紹介

MU値の独立検証システムについては「ESTRO booklet 9」，MU値の手計算については「AAPM TG-71」および「TG-114」，in vivo線量計測については「ESTRO booklet 1」および「ESTRO booklet 5，AAPM TG-62」を参考にされたい。

【参考文献】

1) Kutcher GJ, Coia L, Gillin M, et al. Comprehensive QA for radiation oncology: report of AAPM Radiation Therapy Committee Task Group 40. Med Phys. 1994; 21 (4): 581-618.
2) Alber M, Broggi S, De Wagter C, et al. GUIDELINES FOR THE VERIFICATION OF IMRT. Booklet No. 9. ESTRO, Brussels, Belgium, 2008.
3) Stern RL, Heaton R, Fraser MW, et al. AAPM Task Group 114. Verification of monitor unit calculations for non-IMRT clinical radiotherapy: report of AAPM Task Group 114. Med Phys. 2011; 38 (1): 504-30.
4) John P. Gibbons, John A. Antolak, David S. Followill, M. Saiful Huq, Eric E. Klein, Kwok L. Lam, Jatinder R. Palta, Donald M. Roback, Mark Reid, Faiz M. Khan. Monitor unit calculations for external photon and electron beams: Report of the AAPM Therapy Physics Committee Task Group No. 71. Med.Phys. 41 (3), 031501-1-031501-34, 2014.
5) Jan VAN DAM and Ginette MARINELLO. METHOD FOR IN VIVO DOSIMETRY IN EXTERNAL RADIOTHERAPY. Booklet No. 1-II. ESTRO, Brussels, Belgium, 1994.
6) D.P. Huyskens, R. Bogaerts, J. Verstraete, et al. Practical guidelines for the implementation of in vivo dosimetry with diodes in external radiotherapy with photon beams (entrance dose). Booklet No. 5. ESTRO, Brussels, Belgium, 2001.
7) Ellen Yorke, Rodica Alecu, Li Ding, Doracy Fontenla, Andre Kalend, Darryl Kaurin, Mary Ellen Masterson-McGary, Ginette Marinello, Thomas Matzen, Amarjit Saini, Jie Shi, William Simon, Timothy C. Zhu, X. Ronald Zhu, Diode in vivo dosimetry for patients receiving external beam radiation therapy. Report of Task Group 62, AAPM, 2005.
8) van Elmpt W, Nijsten S, Petit S, et al. 3D in vivo dosimetry using megavoltage cone-beam CT and EPID dosimetry. Int J Radiat Oncol Biol Phys. 2009; 73 (5): 1580-7.
9) McDermott LN, Wendling M, Nijkamp J, et al. 3D in vivo dose verification of entire hypo-fractionated IMRT treatments using an EPID and cone-beam CT. Radiother Oncol. 2008; 86 (1): 35-42.

2.8 治療計画情報の登録と検証

はじめに

適切な放射線治療を実施するためには，放射線治療装置などの放射線治療関連機器に対して適切なコミッショニングとQA/QCを実施し，適切な放射線治療計画によって決定された照射パラメータに基づいて，毎日の照射を正確に再現性良く実施することが重要である。治療計画装置で決定される照射パラメータは，線種，線質，線量率，MU値などの線量関連情報や，照射野サイズ，MLC位置，ガントリ角度，コリメータ角度などの幾何学的情報など多岐にわたる。

また，画像誘導放射線治療（IGRT）が主流となってきた現在では，Digitally Reconstructed Radiography（DRR）画像やCT画像といった照合用基準画像や輪郭情報も治療計画情報として不可欠である。これらの多様な情報を，正確かつ効率的に放射線治療装置へ設定し，再現性の高い治療を毎日実施するためには，Record and Verify（R&V）システム[1]の利用が必須である。

本項では，R&Vシステムを中心とした，放射線治療情報管理システムのQA/QCについて述べる。

概説

R&Vシステムとは，放射線治療計画装置で決定した照射パラメータや照合用基準画像などの治療プランデータがデータベース上に登録され（Record），毎回の治療時にそれらの治療プランデータを治療装置へ転送し，最終的に実際に治療装置で設定されている情報と照合することで，適切に治療が実施されることを自己検証する（Verify）システムである。治療終了後は，R&Vシステムに記録される治療実施情報が病院情報システム（Hospital Information System: HIS）や放射線情報システム（Radiology Information System: RIS）などの医療情報システムに転送され，照射日時や投与線量などの治療実施情報が管理される。

現在では，放射線治療関連機器および放射線治療情報管理システムから構成される放射線治療システムにおいて，装置間のデータの送受信はDICOM通信によって行われるのが一般的である。しかし，装置ごとにMU値などの有効数字の取り扱い方や，座標軸・回転軸の規格などが異なる場合，装置間でデータをやりとりする時点でデータ変換が行われる。この部分はブラックボックス化しており，また取り扱うデータ量も多いため，放射線治療計画用CT装置や放射線治療装置と同様にQAQCを実施して，データのやりとりが適切に実施される環境を整備しなければならない。

QA/QCの基本的な考え方

DICOM形式の治療プランデータ通信では，DICOM-CT image，DICOM-RT plan，DICOM-RT image，DICOM-RT structureなどの複数のデータファイルが転送され，受け取り側でそれら複数のデータを患者データベース内で展開して，1つの治療プランを構成する。そのため，実際の患者の治療プランデータを

用いて，診療の流れに沿ったEnd to End試験で，放射線治療システム全体の包括的なQAQCを実施することが望ましい。

このEnd to End試験は，新たなシステムや装置が導入された時だけでなく，放射線治療システムを構成する一部の装置にバージョンアップなどの変更があった場合にも，最終的な導入検証として実施されることが推奨される。

またEnd to End試験による導入検証だけでなく，実際の診療の場面で，全ての治療プランについて最終的な治療実施の承認を行う前に，治療計画装置で決定された治療情報とR&Vシステムに登録されている情報の整合性を確認することで継続的なQA/QCを実施できる。

海外では放射線治療情報通信やIT技術を用いた放射線治療情報管理に関するレポート[1-3]が公開されており，わが国でもこれらのレポートを参考に，放射線治療情報通信および管理における品質保証を実施することが望まれる。

【参考文献】
1) IAEA, "IAEA Human health reports No. 7; Record and Verify Systems for Radiation Treatment of Cancer: Acceptance Testing, Commissioning and Quality Control", 2013, Vienna.
2) R. Alfredo Siochi, Peter Balter, Charles D. Bloch et al. "A rapid communication from the AAPM Task Group 201: Recommendation for the QA of external beam radiotherapy data transfer. AAPM TG 201: Quality assurance of external beam radiotherapy data transfer", J. Appl. Clin. Med. Phys. 2011:12（1）: 170-181.
3) R. Alfredo Siochi, Peter Balter, Charles D. Bloch et al., "Information technology resource management in radiation oncology", J. Appl. Clin. Med. Phys. 10（4）, 16-35, 2009.

2.9 位置照合の実施

◆ 2.9.1 目的

　放射線治療の位置精度を確認するためには，撮影機器によって照合画像を取得し，治療計画で作成した照準画像を基準として治療位置の照合をする必要がある。この位置照合によってClinical target volume（CTV）への照射位置精度を担保し，正常組織の有害事象の予期しない発生を避けることが可能となる。さらに近年の画像誘導放射線治療（Image guided radiation therapy: IGRT）の発展に伴い，治療室内で撮影を迅速に実施可能となった。本節では通常の放射線治療における照合の概略について述べるため，詳細なIGRT技術については2.10 各治療技術の品質管理（☞75ページ）を参照されたい。

◆ 2.9.2 計画時のマージン設定

　ICRU reports 62[1)]において，空間的な位置精度の担保を目的としたplanning target volume（PTV）の概念が記載されており，PTVはCTVにinternal margin（IM）とset-up margin（SM）を付加したものとされている。IMは蠕動や呼吸など生理的な動きに対応するマージンであり，計画用画像取得時のX線透視，吸気呼気停止下でのCT撮影，4D-CTなどの方法により評価される。

　IMとCTVを合わせたものがInternal target volume（ITV）であり，腫瘍近傍の骨構造などの体内構造物を基準とした標的移動の範囲として設定される。また，SMは装置の幾何学的な不確かさや患者位置決めの不確かさに対応するマージンであり，画像照合装置などの位置精度や使用する固定具などの技術的要素に大きく関係する。CTVからPTVへのマージン設定については，ICRU report 62にてIMとSMの単純な加算や二乗和平方根にて算出する方法について述べられている。

◆ 2.9.3 幾何学的位置の不確かさ（系統的成分と偶発的成分）

　Netherlands Cancer Instituteのグループは，幾何学的位置の不確かさを系統的成分と偶発的成分に分離することを提唱している[2)]。系統的成分は，治療コースを通して線量分布に特定の傾向をもつ変位をもたらし，CTVやITVに対して意図しない線量低下を招く原因となる。系統的成分の要因として，患者に起因するものと，計画時の標的の輪郭描出，CTや治療計画装置およびリニアックなど装置の幾何学的位置精度に関するものがある。

　患者に起因するものとしては，通常と異なる不自然な呼吸や筋肉の緊張，膀胱や直腸容量などの変化，腫瘍の縮小などが挙げられる。装置に起因する幾何学的位置については，適切な装置の品質管理により精度を担保する必要があるが，詳しくは2.4の治療装置の品質管理（☞48ページ参照）およびTG-142[3)]を参照さ

れたい。偶発的成分の要因は，日々の患者状態や患者位置決めの不確かさに起因し，治療コースをとおして積算した線量分布にブレを生じさせる原因となる。偶発的成分は適切な固定具の使用により抑制が可能である。

◆2.9.4 位置補正のプロトコール

画像照合施行のタイミングとして以下の3つの段階がある。

(1) 外部マーク等によるポジショニング後の撮影
(2) 位置補正後の撮影（確認撮影）
(3) 照射中，または照射後の撮影

(1) は外部マークと骨構造のinter-fractional variationの把握が可能である。また，画像照合技術や照射部位によるが，骨構造を基準とした標的位置のinter-fractional variationの把握も可能である。(2) および (3) の撮影の必要性ついては施設で検討が必要であり，(2) は位置補正の限界の把握，つまり画像照合時の自動照合精度や個人の視差，位置補正の際の寝台移動精度などに由来する不確かさの把握，(3) はintra-fractional variationの把握に利用される。また，intra-fractional variationに対する位置補正は，追尾機能を有する装置以外での実施は困難である。

各施設は，設定されたマージンを担保するための固有の位置照合のプロトコールをもつべきであり，体重変動または疾患の状態変化による患者の解剖学的な変化にも注目した画像照合を行うことも望まれる。

◆2.9.5 撮影線量について

近年，治療室内での位置照合が簡便となり撮影の機会が増加している。各施設は撮影回数や積算撮影線量に配慮し，照射野外の被ばく線量にも留意すべきである[4,5]。各施設は，治療コースをとおしての積算撮影線量を把握し，画像撮影回数について注意する必要がある。撮影線量についてはAAPM TG-75[5]が参考となる。

【参考文献】

1) ICRU. Report 62. Prescribing, Recording and Reporting Photon Beam Therapy (Supplement to ICRU Report 50), 1999.
2) van Herk M, Remeijer P, Rasch C, et al. The probability of correct target dosage: dose-population histograms for deriving treatment margins in radiotherapy. Int J Radiat Oncol Biol Phys. 2000; 47 (4): 1121-35.
3) Klein EE, Hanley J, Bayouth J, et al. Task Group 142, American Association of Physicists in Medicine. Task Group 142 report: quality assurance of medical accelerators. Med Phys. 2009; 36 (9): 4197-212.
4) Kutcher GJ, Coia L, Gillin M, et al. Comprehensive QA for radiation oncology: report of AAPM

Radiation Therapy Committee Task Group 40. Med Phys. 1994; 21 (4) : 581-618.
5) Murphy MJ, Balter J, Balter S, et al. The management of imaging dose during image-guided radiotherapy: report of the AAPM Task Group 75. Med Phys 2007; 34 (10) : 4041-63.

2.10　各治療技術の品質管理

物理技術的側面から放射線治療を安全に実施するためには，治療装置，治療計画装置などの機器のコミッショニングと，それらの精度維持のための定期的な品質管理を実施するだけでなく，実施する治療技術の特殊性に合致した品質管理が追加で必要となる。本項では，電子線治療，全身照射，定位放射線治療，強度変調放射線治療，画像誘導放射線治療，呼吸性移動対策について必要な品質管理について述べる。粒子線治療，ホウ素中性子捕捉療法（BNCT）に関する記載は本ガイドラインには含まれていない。粒子線治療については，関連団体がガイドラインを作成中である。BNCTの物理技術的品質管理は，実施施設からの情報共有により，適切な指針を作成し運用することが望まれる。

◆2.10.1　電子線治療

電子線治療は，電子が人体内で飛程を有するという利点があり，表在性の腫瘍や深部にリスク臓器がある場合に利用されている。電子線治療はツーブスやカットアウト（ツーブス先端に設置する脱着式の金属製ブロック）など，取り外し可能な器具を用いて行われる。よって，それらの取付け位置精度が幾何学的な精度に含まれる。腫瘍の制御のために求められる線量および幾何学的精度は，線種によらず同様であるため，電子線もX線と同様な品質管理が求められる。

ICRUの定義によれば，電子線治療は治療目的（根治または緩和）および施設ごとに要求する精度などにより，3つのレベルに分けられる[1,2]。

レベル1：水中のPDDやOCRなど基準線量分布から判断して計画した電子線治療
レベル2：患者ごとに計画装置で算出した線量分布を基に行う電子線治療
レベル3：特殊な電子線治療

レベル1は電子線治療を行うすべての施設で最低限必要なことである。本項は，電子線治療の線量計測，治療計画装置のコミッショニング，線量処方と患者治療の注意事項について，レベルごとに必要な項目を分けて述べる。

2.10.1.1　線量計測（すべてのレベル）

電子線の水吸収線量計測は，標準計測法12[3]に従い実施される。PDDやOCRなどの相対線量分布測定では，ダイオードやダイヤモンド製の固体検出器が利用される場合がある。これらの検出器は，その組成から電子線エネルギーが変化しても，検出器材質に対する水の平均制限質量衝突阻止能比の変化が小さいという利点がある。個々の検出器で特性が異なる事があるため，あらかじめ電離箱による測定結果と比較して，特性を把握すべきである[4,5]。フィルムやTLDなども同

様である。

2.10.1.2 治療計画装置のコミッショニング（レベル2）

電子線治療においてエネルギー，照射野，線源表面間距離，ボーラス，入射角度を考慮した治療計画を行うためには，計画装置が算出した線量分布を利用すること。電子線治療の治療計画装置の線量に関するコミッショニング項目は，一般的な垂直入射だけでなく，斜入射，不整形面入射，不均質補正などがある[6-8]。治療計画装置を利用してMU値を算出する場合であっても，手計算によるMU値と比較することが望ましい。

2.10.1.3 線量処方と患者治療（レベル1と2）

主な電子線治療の線量処方の方法は，「①ビーム中心軸上に線量基準点を設定」，「②PTVの投与線量から決定」，「③PTVの最低線量から決定」などがある[2]。線量処方の定義を明確にして施設内で認識を共有すること。また，患者毎の線量処方は，採用した定義と線量ともに，照射録などに記録する必要がある。

電子線の深部線量分布は，おもにエネルギー，照射野，線源表面間距離，ボーラス，入射角度で変化する。レベル1の施設は，これらの条件を考慮したMU値を決定することが求められる。レベル2の施設で治療計画装置を用いて計画する場合，あらかじめコミッショニングによる計算精度の確認が求められる。

エネルギー

電子線治療は入射エネルギーによって飛程が異なるため，エネルギーの選択が最も重要となる。病巣深度を正確に決定することが，適切なエネルギーを選択するために必要となる。

照射野（ツーブス，カットアウトや鉛ブロック）

照射野の形成は，①装置に付属する標準ツーブスの利用する方法，②標的形状に対応したカットアウトを作成しツーブス先端に取り付ける方法，③標準ツーブスを利用しながら，標的形状に対応した鉛等の金属板を患者表面に置く方法，④標準ツーブス先端に鉛ブロック等を貼り付ける方法などがある。

①は，照射野サイズが固定であり，標的形状に一致した照射野の形成が困難である。②は，線量計算で考慮できる計画装置が多いが，カットアウトの作成に手間がかかる。③は，体表面で電子を遮蔽できるため，線量分布の半影は最も小さい利点があるが，計画装置で考慮できない場合が多い。④は，簡便であるが，ガントリ角度を傾けた際に照射野整形の再現性や鉛ブロックの患者への脱落などの対策を要する。それぞれの特徴を考慮した選択が求められる。また，どの照射野の形成を利用する場合であっても，ツーブス等が正しい位置に取り付けられていない場合，線量分布の対称性や平坦度に影響することがある。使用ごとに目視確認，および定期的にその精度を確認することが望ましい。

入射電子線を遮蔽するために必要な純鉛の厚さ（mm）は，MeVで表される

公称電子線エネルギーを2で除した厚さ（MeV/2 mm）が必要となる[5]。低融点鉛合金は，純鉛より密度が低いためその密度比で除した厚さにするなど対策が必要となる。

同一のツーブスであっても，カットアウトにより照射野を整形するとPDD曲線の形状と線量が変化する場合があるため，注意して治療計画の立案，MU値の算出を実施すること。

SSD

SSDを定格治療距離（100 cm）以外で照射する場合，距離に伴い線量が増減するため，MU値の補正が必要である。電子線の線束はターゲットを通過しないため，SSDの変化による線量への影響が，定格治療距離（100 cm）に対する距離の逆自乗則に従わないことがある。SSDの違いによる測定線量への影響から，仮想的なターゲット位置を決定する実効SSDを求めて補正する方法[5]などが推奨される。

ボーラス

電子線の飛程の調整や表面線量を増加するために，ボーラスを使用することがある。あらかじめ，線量の減衰，表面線量の増加，および深部と側方向の線量分布への影響などを確認，その特性を測定により検証する必要がある。

入射角度

深部のリスク臓器への照射の保護など，特別な場合を除き，電子線は体表面に対して，可能な限り垂直に入射することが推奨される。斜入射では，ツーブスと近接する側は高線量に，離れた側は低線量となる。

2.10.1.4　不均質補正（レベル2）

人体内の臓器の組成や密度により電子線の線量分布は大きく変化するため，不均質補正の有無による線量分布の相違を評価することが望ましい。

2.10.1.5　特別な電子線治療（レベル3）

特殊な電子線治療として，菌状息肉腫や全身性皮膚がんなどに対する全身電子線照射[8]や，移動型電子線治療装置を使用した術中照射[9]などがある。本項をふまえて，文献などを参考に適切な使用が求められる。

2.10.1.6　既出ガイドライン

わが国には，電子線治療に特化したガイドラインはない。海外の有用な文献を列挙する。

・ICRU Report 71 [2]（電子線治療の線量投与を主として電子線治療全般についても記載）
・AAPM TG25 [5]（電子線線量計測を主として電子線治療全般）
・AAPM TG70 [4]（TG25の捕捉）

【参考文献】

1) International Commission on Radiation Units and Measurement. ICRU Report 62: Prescribing, Recording and Reporting Photon Beam Therapy (Supplement to ICRU Report 50). Prescribing, Recording and Reporting Photon Beam Therapy (Supplement to ICRU Report 50). 1999.
2) International Commission on Radiation Units and Measurement. ICRU Report 71: Prescribing, recording, and reporting electron beam therapy: Oxford University Press; 2004.
3) 日本医学物理学会 編．外部放射線治療における水吸収線量の標準計測法（標準計測法12）．通商産業研究社，2012．
4) Gerbi BJ, Antolak JA, Deibel FC, et al. Recommendations for clinical electron beam dosimetry: supplement to the recommendations of Task Group 25. Med Phys. 2009; 36 (7) : 3239-79. Epub 2009/08/14.
5) Khan FM, Doppke KP, Hogstrom KR, et al. Clinical electron-beam dosimetry: report of AAPM Radiation Therapy Committee Task Group No. 25. Med Phys. 1991; 18 (1) : 73-109. Epub 1991/01/01.
6) Van Dyk J, Barnett RB, Cygler JE, et al. Commissioning and quality assurance of treatment planning computers. Int J Radiat Oncol Biol Phys. 1993; 26 (2) :261-73. Epub 1993/05/20.
7) Shiu AS, Tung S, Hogstrom KR, et al. Verification data for electron beam dose algorithms. Med Phys. 1992; 19 (3) : 623-36. Epub 1992/05/01.
8) Ding GX, Cygler JE, Yu CW, et al. A comparison of electron beam dose calculation accuracy between treatment planning systems using either a pencil beam or a Monte Carlo algorithm. Int J Radiat Oncol Biol Phys. 2005; 63 (2) : 622-33. Epub 2005/09/20.
9) Karzmark CJ, AAPM Task Group 30. Total Skin Electron Therapy: Technique and Dosimetry: American Institute of Physics for the American Association of Physicists in Medicine; 1988.
10) Beddar AS, Biggs PJ, Chang S, et al. Intraoperative radiation therapy using mobile electron linear accelerators: Report of AAPM Radiation Therapy Committee Task Group No. 72. Med Phys. 2006; 33 (5) : 1476-89.

◆2.10.2　全身照射

　全身照射（Total Body Irradiation: TBI）では患者の体全体へ均一に放射線を照射することが重要である[1-4]。TBIは1950年代に初めて報告されて以降[4]，多くの研究者がその照射法や計測法について研究しており，参考文献も多く長い歴史がある治療法の1つである[5,6]。その一方で，総線量や分割回数，照射スケジュールなどに依然として施設に差がある照射法でもある。また，TBIは通常の照射法と異なる幾何学条件で照射することや，年間実施件数が少ないことによる従事者の技術不足のため，過大照射や過少照射を誘発するリスクもある[7]。TBIの運用にあたっては，TBIを臨床応用する前の物理・技術的コミッショニング，ならびに臨床開始後も照射前の検証が必要である。

　わが国におけるTBIの手法は，以前から長SAD（Source Axis Distance）もしくは長SSD（Source Skin Distance）法，寝台移動法，Moving beam法が用いられてきた[8-11]。最近ではTomotherapyを用いた全骨髄照射も報告されている[12]。わが国ではLong SSD（SAD）法が最も用いられており，臥位左右対向二

門照射により行われる。この章では長SADもしくはSSD法を想定して記述するが，その他の照射法においても測定・検証の基本的な概念は同様である[13]。

TBIの検証は次のようにTBIを臨床応用する前の物理・技術的コミッショニングと臨床開始後の定期的な品質管理，照射前/照射中の出力測定に大別することができる。

2.10.2.1　TBIの物理・技術的コミッショニング

TBIの臨床応用前に実践すべきコミッショニング項目は，照射の際に寝台や固定具および補助具の使用法や設置方法，線量率やモニタユニットの設定方法といった技術的なものから，治療計画立案，Long SSDにおける基礎ビームデータの取得，補償フィルタ等のビーム装飾器具（Beam modifier）の透過線量試験といった物理的な項目までに至る[14]。このコミッショニング過程でのビーム測定結果は，その後の定期QA/QCや照射前の出力測定における基準値となる[15]。基礎ビームデータの取得では，最大照射野における基準点での出力と深部線量率（Percentage Depth Dose: PDD，もしくはTissue Phantom Ratio: TPR）と軸外線量比（Off Center Ratio: OCR）を計測する。

標準計測法で定める線量測定では，測定用ファントムは照射野より十分に大きいことが前提とされている。しかし，TBIにおいてはLong SSD（SAD）であるとともに照射野がファントムよりも大きく，線量率も極めて低いため，標準的な照射の計測と条件が異なる。よって，AAPM Report 17では，TBIにおける線量測定はLong SSDにおける一般的なファントム配置による簡単な条件から，ファントム内での散乱を十分に考慮した条件，人体を模擬した測定へと3段階に分けて計測するように推奨している[14]。

2.10.2.2　定期QA/QC

放射線治療装置の定期QA/QCとして，放射線治療装置におけるTBI照射条件の設定やその照射が可能なことを確認し，ビームデータ測定を行うことを推奨する。ビームデータ測定の項目は，TBI照射条件下でのTPR，OCR，評価点線量を測定し，コミッショニングで得られたデータと比較し，その不変性を確認することである。AAPM TG-142においては，年間QAとして行うべきとされている[15]。各項目の測定手順やファントムの配置はコミッショニング時と同等にする。

2.10.2.3　照射前/照射中の線量測定

コミッショニング時に実施する出力線量を担保するための線量測定と対照的に，照射前/照射中の線量測定は，実際の照射における線量の均一性や関心領域での線量および体内の線量分布を推測するために実施される。

照射前の測定ではファントムを用い，実際に使用するビーム装飾用器具を併用

して線量を測定する。より詳細な体内の線量分布を推測するためには人体模擬ファントムを用いることが望ましい。照射中の測定では，複数の線量評価点において，治療計画線量と比較する。体表面の線量評価点として頸部，胸部，腹部，骨盤部，大腿部などが挙げられ，フィルムや半導体検出器，TLDなどを利用して測定される。

【参考文献】

1) Aget H, Van Dyk J and Leung PMK. Utilization of a high energy photon beam for whole body irradiation. Radiology. 1977; 123 (3) : 747-51.
2) Inoue T, Ikeda H, Yamazaki H, et al. Role of total body irradiation as based on the comparison of preparation regimens for allogeneic bone marrow transplantation for acute leukemia in first complete remission. Strahenther Onkol 1993; 169 (4) : 250-5.
3) Copelan EA, Biggs JC, Szer J, et al. Allogeneic bone marrow transplantation for acute myelogenous leukemia, acute lymphocystic leukemia, and multiple myeloma following preparation with busulfan and cyclophosphamide (BuCy2). Semin Oncol 1993; 20 (4 Suppl 4) : 33-8.
4) Thomas ED, Lochete HL Jr, Lu WC, et al: Intravenous infuseon of bone marrow in patient receiving radiateon and chemotherapy. N Engle J Med. 1957; 257 (11) : 491-6.
5) Khan FM, Williamson JF, Sewhand W, et al. Basic data for dosage calculateon and compensateon. Int J Radiat Oncol Biol Phys 6: 745-751, 1981.
6) Van Dyk J. Dosimetic considerations of vary large cobalt-60 fields. Int J Radiat Oncol Biol Phys. 1980; 6 (6) : 753-9.
7) 日本放射線腫瘍学会．JASTRO構造調査，2009．
8) Glasgow GP and Mill WB. Cobalt-60 total body irradiation dosimetry at 220 cm source-axis distance. Int J Radiat Oncol Biol Phys. 1980; 6 (6) : 773-7.
9) Glasgow GP, Mills WB, Phillips GL, et al. Comparative 60-Co total body irradiation (220 cm SAD) and 25 MV total body irradiation (370 cm SAD) dosimetry. Int J Radiat Oncol Biol Phys. 1980; 6(9) : 1243-50.
10) Mori T, Ohizumi Y, Maezawa H, et al. Total body irradiation as a method of preparation for bone marrow transplantation: a new technique and review. Jpn J Clin Oncol. 1984; 14 Suppl 1:457-63.
11) 唐沢克之．TBI (Total Body Irradiation)．臨床放射線53. pp987-995, 金原出版, 2008.
12) Takahashi Y, Vagge S, Agostinellli S, et al. Multi-institutional feasibility study of a fast patient localization method in total marrow irradiation with helical tomotherapy: a global health initiative by the international consortium of total marrow irradiation. Int J Radiat Oncol Biol Phys. S0360-3016 (14) : 04107-04108.
13) Van Dyk J. Dosimetry for total body irradiation. Radiother Oncol. 1987; 9 (2) : 107-18.
14) Van Dyk J, Galvin JM, Glasgow GP, et al. The physical aspects of total and half body photon irradiation. AAPM Report 17, 1986.
15) Klein EE, Hanley J, Bayouth J, et al. Task Group 142, American Association of Physicists in Medicine. Task Group 142 report: quality assurance of medical accelerators. Med Phys. 2009; 36 (9) : 4197-212.

◆2.10.3 定位放射線照射

定位放射線照射 (Stereotactic irradiation: STI) は，1968年にLeksellらによ

ってガンマナイフが開発されたことで始まった[1]。ガンマナイフは，201個の^{60}Co線源が半円球状かつ同心円状に配置され，その位置に対応したコリメータを使用することで，多方向からのγ線を頭蓋内病変に集中して照射させることができる構造となっている。その構造上の特徴から，頭蓋内病変に対して高線量を照射しつつ，周辺組織への線量勾配を急峻にすることが可能である。

また，外部放射線治療装置でもガントリや治療寝台の回転を組み合わせた方法などを活用し，同様の線量分布が実現可能である。外部放射線治療装置によるSTIの適用は頭頸部腫瘍だけでなく，体幹部腫瘍にまで拡大しており，高精度放射線治療を代表する照射技法である。本節では，STIが安全かつ適切に実施されるために必要なQA/QCについて述べる。

2.10.3.1 概説

STIとは「小さな領域に対して細い高エネルギー放射線ビームを用いて線量を集中的に照射する技術」と定義されており，以下の3つの条件を満たす必要がある[2]。

(1) 定位的手術枠を用いた方法，または，脱着式固定具を用いた方法であること
(2) 患者あるいはそれに連結された座標系において照射中心を固定精度内に収めるシステムであること
(3) 照射装置の照射野中心精度が1mm以内であること

さらに，一回照射の場合を定位手術的照射（Stereotactic radiosurgery: SRS），複数照射の場合を定位放射線治療（Stereotactic radiotherapy: SRT）として区別している。頭部に対するSTIでは，上記（2）における照射中心の固定精度は定位手術枠による固定では1mm以内，着脱式固定具を用いた固定では2mm以内であることが必要とされている[2]。ただし，保険上の定位放射線治療とは，直線加速器（マイクロトロンを含む）により，極小照射野で線量を集中的に照射する治療法とされている。

照射中心の固定精度に関しては，頭頸部では2mm以内，体幹部では5mm以内とされている[3]。ここでの照射中心の固定精度とは，治療計画時に設定した照射中心に対する，毎回の照射時における照射中心の再現精度のことである。治療装置としては，STI専用装置であるガンマナイフ，サイバーナイフがあり，また通常の放射線治療装置（リニアック）でも専用のコリメータやマイクロ多分割コリメータを使用することによって，STIが施行される。

上記の定義を見たすことによって，STIは通常の放射線治療に比べて，周囲の正常組織に照射される線量を極力低減させることが可能である。そのためには，照射技術に対応したQA/QCが必要である。さらに，極小腫瘍や呼吸性移動を伴う腫瘍を対象とするため，治療計画装置の小照射野での線量計算精度，輪郭入力

精度，呼吸性移動対策も要求される。

　また，寡分割照射の場合は設定の誤差や誤りがそのまま治療効果に影響しやすいため，通常治療以上に線量と照射位置の精度管理を実施しなければならない。上述の照射中心の固定精度を念頭に置いた治療計画を作成し，照射前までにその精度が担保されていることを確認する。さらに，STIに特化した精度管理だけでなく，従来の外部放射線治療放射線装置のQA/QCを徹底する必要がある。以下に，頭頸部および体幹部に対するSTIの治療計画時から照射時までにおける注意点および精度管理項目とその実施例を示す。

2.10.3.2　治療計画から照射までにおける注意点

固定具作成

　STIはその線量分布の特性から，高い照射中心の固定精度が求められる。固定具を作成する際は，治療期間を通じてこの精度を保つことができる固定具を作成する。

CTスライス厚と位置決め精度

　STIでは高い病変の診断精度が求められる。そのためにはCT画像のスライス厚を薄くしなければならない。また，CTスライス厚は画像診断精度だけでなく，位置決めの基準となるDRR（Digital Reconstructed Radiograph）画像の解像度を決定するため，位置決め精度に影響を与える。さらに，輪郭入力時に，他のモダリティ画像を用いて位置決めする場合には，画像の幾何学的精度を含んだ高い位置決め精度も必要である。

極小照射野

　頭頸部のSTIでは3×3 cm^{2}程度以下の極小照射野が利用される。また，体幹部のSTIにおいても5×5 cm^{2}程度の比較的小さな照射野が使用され，かつ肺等の低密度媒質領域に存在する腫瘍を対象としている。一般に，小照射野では側方の二次電子平衡が成立しづらくなるが，この影響はエネルギーが高く，低密度媒質領域でより顕著となる。したがって，このような領域では通常は6 MV程度のエネルギーを選択し[4]，治療計画装置の線量計算精度が担保される程度の照射野を選択すべきである。

線量計算アルゴリズムとグリッドサイズ

　Superposition法相当以上の線量計算アルゴリズムを使用することを推奨する。ただし，頭蓋内など均質な部位においては，実測ベースの線量計算アルゴリズムを許容してもよい。ここでのSuperposition法相当以上の線量計算アルゴリズムとは，線量が吸収される場所の密度によって散乱カーネルの形状を変形されることができるカーネルベースの線量計算アルゴリズムとモンテカルロ法を意味する。ただし，モンテカルロ法では，統計誤差（VarianceまたはUncertainty）を小さくし，グリッドサイズを小さくして線量計算精度を高めることが重要である。AAPM TG101ではグリッドサイズは2 mm以下を推奨している[5]。

ガントリー患者干渉確認

　STIではガントリと治療寝台の回転を組み合わせたノンコプラナ照射が利用される。そのため，照射時にガントリと寝台・患者の干渉が発生しないように，治療前日までに治療寝台に固定具を設置し，治療計画を再現するダミーランを実施することを推奨する。

照射中心の固定精度確認

　従来の頭頸部のSTIではピンを用いて頭蓋骨に金属フレームを直接固定する方法が採用され，高い照射中心の固定精度を実現してきた。近年，画像誘導放射線治療装置の普及により，非侵襲的に頭頸部や体幹部を固定できる方法が汎用されているが，概説で述べた照射中心の固定精度を満たすことが非常に重要である。また，体幹部のSTIでは呼吸移動対策が重要である。固定精度確認として，照射時間内の固定精度を数分毎にkV-X線等で確認することが望ましい。

2.10.3.3　精度管理項目とその実施例

治療装置の幾何学的中心精度管理

　STIではノンコプラナ照射するためにガントリと治療寝台を回転させるため，ガントリと治療寝台の回転中心精度をWinston-Lutzテスト等で確認し，精度を高く保つ必要がある。AAPM TG142ではSTIにおけるガントリと治療寝台の回転精度は1 mm以内を推奨している[6]。また，画像誘導装置を利用した位置決めを行う場合には，照合系座標中心と照射系座標中心が1 mm以内で一致している必要がある[7]。

線量モニタシステムの精度管理

　STIでは通常分割での治療より大線量を照射するため，線量モニタシステムの大線量域までの線量直線性を確認する。また，ガントリ角度を回転させて照射するため，出力のガントリ角度依存性，回転照射中の出力安定性，回転照射におけるガントリ停止位置などの精度管理を実施する。

呼吸性移動対策に関する項目

　体幹部定位放射線治療では肺がんや肝がんを対象とするため，呼吸性移動対策が重要である。詳細に関しては呼吸性移動に伴う放射線治療に関するガイドライン[9]を参照されたい。

2.10.3.4　既出ガイドライン

　1996年にガンマナイフによる定位放射線照射が保険収載されて以来，頭頸部のSTIに関する国内のガイドラインは存在しないが，AAPM TG42[10]が参考となる。また，2004年4月の診療報酬改定にて体幹部定位放射線治療が保険収載された。

　これに伴い，体幹部定位放射線治療が安全に施行されることを目的に，日本放射線腫瘍学会QA委員会および厚生労働省平岡班体幹部定位放射線治療ガイドラ

イン作成作業部会を中心に『体幹部定位放射線治療ガイドライン[11]』が策定された。詳細に関してはこちらを参照されたい。

【参考文献】
1) Leksell L: Stereotactic radiosurgery. J. Neurol. Neurosurg. Psychiatry, 46（9）: 797-803, 1983.
2) 日本放射線腫瘍学会．放射線治療計画ガイドライン2012．金原出版株式会社，2012.
3) 医科点数表の解釈 平成26年4月版．社会保険研究所，2014.
4) Li XA, Soubra M, Szanto J, et al.: Lateral electron equilibrium and electron contamination in measurements of head-scatter factors using miniphantoms and brass caps, Med Phys. 22（7）:1167-1170, 1995.
5) Stanley HB, Kamil MY, David F, et al: Stereotactic body radiation therapy: The report of AAPM Task Group 101, Med Phys. 37（8）:4078-4101, 2010.
6) E. E. Klein, J. Hanley, J. Bayouth, et al: Task Group 142 report: Quality assurance of medical accelerators. Med. Phys. 36:4197–4212, 2009.
7) 日本医学物理学会，日本放射線技術学会，日本放射線腫瘍学会．画像誘導放射線治療導入のためのガイドライン（IGRTガイドライン）．(http://www.jastro.or.jp/guideline/)
8) Stern RL, Heaton R, Fraser MW, et al. AAPM Task Group 114. Verification of monitor unit calculations for non-IMRT clinical radiotherapy: report of AAPM Task Group 114. Med Phys. 2011; 38（1）: 504-30.
9) 呼吸性移動に伴う放射線治療に関するガイドライン，日本放射線腫瘍学会．(http://www.jastro.or.jp/guideline/)
10) Michael CS, Frank JB, David AL, et al: Stereotactic Radiosurgery AAPM report No.54, 1995.
11) 体幹部定位放射線治療ガイドライン，日本放射線腫瘍学会．(http://www.jastro.or.jp/guideline/)

◆2.10.4　強度変調放射線治療

強度変調放射線治療（IMRT）は，従来の均一な線束ではなく，強度変調させた線束を利用するため，一般的な照射法と比べ放射線治療装置の線量・幾何学的誤差が投与線量に与える影響が大きい。また，従来の治療計画法と異なり，放射線治療計画装置において描出した各輪郭に対して線量制約等を設定し逆方向治療計画（インバースプランニング）を利用し，線量分布の最適化を実施する。

そのため，医師による輪郭描出がより重要となるとともに，適切な最適化計算アルゴリズムの利用が求められる。本節では，IMRTを安全かつ高精度に実施するために必要な品質管理について述べる。

2.10.4.1　IMRTの定義

IMRT物理技術ガイドライン[1]において，IMRTは「リスク臓器等に近接する標的への限局的な照射において，空間的・時間的に強度変調を施した線束を利用し，逆方向治療計画にてリスク臓器等を避けながら標的形状と一致した最適な三次元線量分布を作成し治療する照射療法」と定義される。

IMRTを実施する放射線治療装置は，事前に通常治療に対して品質が担保されていなければならない。強度変調器としてMLCを用いたIMRTは，segmental multileaf collimator IMRT（SMLC-IMRT），dynamic multileaf collimator IMRT（DMLC-IMRT），Rotational IMRTに大別される．本節では，MLCを用いたIMRTにおけるQA/QCについて述べる．それ以外のIMRTについては，2.4.4 高精度照射用専用装置の品質管理（☞53ページ）を参照されたい．

2.10.4.2 治療装置の品質管理

　MLCを用いたIMRTのための治療装置の品質管理では，低MU値の線量精度，MLC位置精度（静的，動的），MLC透過線量，線量率出力安定性，線量率の連続動作安定性などを確認する．回転照射とIMRTを組み合わせたVolumetric modulated arc therapy（以下VMAT）では，従来のMLCを用いたIMRTのコミッショニングのほかにVMAT特有のガントリ回転や線量率変化に対する検証を追加する必要がある．詳細はIMRT物理技術ガイドラインやその他文献[2]を参考にして頂きたい．

2.10.4.3 治療計画装置の品質管理

　IMRTは照射法の特徴から小照射野の出力係数・線量プロファイル，MLC端部のモデリングに関するパラメータ，MLC透過線量に関するパラメータ，Tongue & Groove効果について線量計算精度を担保する必要がある．また，臨床を想定したさまざまな治療計画を利用し，線量計算精度を確認すること．VMATなどでは，線束が寝台を通過する場合があり，寝台による減弱を考慮すること．また，治療計画装置において仮想寝台等を用いて減弱補正を行う場合は，その計算精度を検証すること．

2.10.4.4 治療計画

　IMRTの治療計画は，一般的な外部放射線治療における注意点に加えて，IMRT特有の注意点がある．最適化パラメータの設定，目的の線量分布を得るためのダミー輪郭の利用などが挙げられる．立案された治療計画は，DVH等の線量指標のみならず線量分布などを確認し，総合的に評価すること．

　理想的な線量分布を過度に追求すると作成された治療計画が実際の照射で再現できなくなる可能性がある．さまざまな条件で実施したコミッショニングの結果を基に，線量計算精度が許容される治療計画の把握が必要である．また，治療計画情報が適切に治療計画装置から治療装置へ転送されていることを確認すること．

2.10.4.5 線量検証

　IMRTの治療計画は，患者ごとにMLC動作等が異なり，それらの幾何学的線量的誤差が投与線量へ影響する可能性がある．また，治療計画から照射までのデータ転送時に不備が生じた場合，最終的に照射される線量は，目的のそれと大き

く異なる可能性がある。よって，すべてのIMRTの治療計画に対して，治療開始前に患者毎の線量検証を実施するとともに，データ転送の健全性を確認しなければならない[3-5]。

IMRTの線量検証とは，IMRT治療計画の計算線量と測定線量が許容値内で一致していることを確認する行為である。線量検証は，評価点線量検証と線量分布検証に分類される[4,6]。さらに，線量検証は照射方法の違いで全門検証，各門検証に分類される[6]。

推奨する線量検証は，電離箱を用いた評価点線量検証とフィルムを用いた線量分布検証である。線量検証の一部を省略する場合や，その他の線量測定器と代替する場合は，施設のIMRT品質管理担当者（医学物理士や放射線治療品質管理士など）を中心に議論し，放射線治療部門内で承認の上で移行すること。線量検証時の一般的注意事項については，IMRT物理技術ガイドライン[1]やその他文献[2,7]を参照されたい。IMRTにおける線量検証の評価基準も同様に，IMRT物理技術ガイドライン[1]を参照されたい。

2.10.4.5 既出ガイドライン

IMRTに関するガイドラインとして，現在までに下記のガイドラインが日本放射線腫瘍学会から出版されている。
・多分割コリメータによる強度変調放射線治療の機器的精度確保に関するガイドライン
・強度変調放射線治療（IMRT）ガイドライン
・IMRT物理技術ガイドライン2011

IMRTに関する物理技術的事項に関するガイドラインは『IMRT物理技術ガイドライン2011』に集約されているため，そちらを参照されたい。

【参考文献】
1) 日本放射線腫瘍学会QA委員会．強度変調放射線治療における物理・技術的ガイドライン2011．2011．
2) 遠山尚紀，幡野和男，他．詳説強度変調放射線治療 物理技術ガイドラインの詳細．中外医学社，2010
3) 日本放射線腫瘍学会 QA委員会．多分割コリメータによる強度変調放射線治療の機器の精度確保に関するガイドライン（Ver.1）．日放腫会誌．2004；16：197-203．
4) Ezzell GA, Galvin JM, Low D, et al. Guidance document on delivery, treatment planning, and clinical implementation of IMRT: Report of the IMRT subcommittee of the AAPM radiation therapy committee. Med Phys. 2003; 30（8）: 2089-115.
5) Ezzell, GA, Burmeister JW, Dogan N, et al. IMRT commissioning: multiple institution planning and dosimetry comparisons, a report from AAPM Task Group 119. Med Phys 30: 5359-5373, 2009.
6) Alber M, Broggi S, De Wagter C, et al. Guidelines for the verification of IMRT, ESTRO Booklet No. 9. ESTRO, 2008.
7) 河内徹，遠山尚紀，小島徹，他．強度変調放射線治療の線量検証法．医物理 30 Suppl. 6, 2010.

◆2.10.5　画像誘導放射線治療

　画像誘導放射線治療（Image Guided Radiotherapy: IGRT）は照射位置精度の向上により，治療成績の向上や副作用の減少を目的としている。IGRTは複数の装置が連携した技術であるため，装置ごと，または装置間の適切なQA/QCが実施されなければ，誤った位置照準となり治療成績の低下や有害事象を引き起こす危険性がある。

　また，位置照合画像を撮像する際の被ばくによる二次発がんリスクの増加をもたらす可能性がある。したがって，IGRTを実施するためには，物理・技術・臨床の各面から十分な検討や検証が必要である。本節では，IGRTが安全かつ適切に実施されるために必要なQA/QCについて述べる。

2.10.5.1　概説（IGRTの定義，位置付け，装置）

　IGRTとは2方向以上の二次元照合画像，または三次元照合画像に基づき，治療時の患者位置変位量を三次元的に計測，修正し，治療計画で決定した照射位置を可能な限り再現する照合技術を意味する[1]。

　診療報酬上は「IGRTとは毎回の照射時に治療計画時と照射時の照射中心位置の三次元的な空間的再現性が5 mm以内であることを照射室内で画像的に確認・記録して照射する治療のことである。」とされ，毎回厳しい照射位置精度が求められる症例に対して行うものである[2]。ただし，IGRTは標的への照射位置精度を高めるものであるが，治療計画で決定した照射中心位置を照射時に完全に再現させることは困難であり，照射中心位置の誤差が生じる。

　治療計画での標的設定後の照射位置誤差には，ガントリ，コリメータ，治療寝台，位置照合装置などの装置に関連した幾何学的位置の誤差と，皮膚マーク，患者の動き，臓器の動きなどの患者に関連した患者位置決めの誤差に大きく分けられる。前者に関しては位置照合装置を含む治療装置のQA/QCを行うことにより最小限にとどめる。後者に関してはIGRTを利用し，照射方法，固定法，患者位置決め方法，呼吸移動対策法などに応じて，「ICRU report 50,62」に準拠した適切な標的設定が必要である[3,4]。また，IGRTでは従来のPTVへのマージン設定とは異なり，計画位置と最終患者位置との残差や，治療中の患者の動きなどのデータから算出したマージンを設定する必要があり，根拠なくマージンを減少させてはならない。一方，照射位置誤差を補うためのマージンを大きくしすぎると，IGRTの意義が失われてしまう。そのため，IGRTを有効利用するためには，照射位置誤差を補うためのマージンを適切に評価した上で安全にマージンを小さくすることが重要である。

　近年，位置照合装置はリニアックに付属され，容易に画像による位置照合が可能となった。位置照合装置の機器的要件としては，放射線照射装置と同室に設置

されており，その位置照合装置は骨格，基準マーカ，臓器の輪郭を基に患者位置変位量を計測するための照合画像を取得できるシステムである必要があり，具体的にはkV/MV画像，Cone-Beam CT（CBCT），超音波装置などがある[1]。

　二次元kV/MV画像は骨と標的の相対的な位置関係が変わらない部位に有効であり，通常は2方向の平面画像を取得して，三次元的に照射位置を決定する。CBCTは，体内臓器の位置，標的サイズ，体型変化を確認できるため，IGRTだけでなくAdaptive Radiotherapyを行う上で重要な役割を果たす。ただし，診断領域で使用するCT装置と比較して画質が劣り，正確に標的の輪郭を把握することが困難な場合がある。

　標的の位置確認が困難な場合，X線不透過マーカ（基準マーカ）を標的内もしくは標的近傍に留置することによって，間接的に標的の位置照合を行うことができる[5]。この場合，基準マーカと標的の位置関係が変化しないことが重要である。とくに肺内に基準マーカを留置する場合には，基準マーカの位置が移動しやすいため，基準マーカを基に呼吸同期照射や動体追跡照射を行う場合には注意が必要である。

2.10.5.2　QA/QCの基本的な考え方（手法，許容値，安全管理など）

　IGRTは位置照合装置と放射線治療装置が連携したシステムで構成されるため，両装置の独立した精度管理と両装置の座標中心を一致させる包括的な精度管理が必要となる。画像誘導に使用される画像は二次元kV/MV画像，CBCT画像，超音波画像など多岐にわたるが，どの装置でも両座標中心位置の一致が最も重要であり，強度変調放射線治療や定位放射線治療を行う上でIGRTを実施する場合には，各座標中心間の一致度の精度は1 mm以内にするべきである[1]。

　ただし，両座標系の一致を確認する包括的QA（End to End試験）はIGRTシステム全体のエラーを把握できる反面，誤差の原因を特定することが困難であり，IGRT導入時や定期的なQAを行う場合は，下記に示すIGRTガイドラインで推奨されているQA項目（QA/QCプログラムやIGRT実施指針に含むことが望まれる内容）について，各項目が独立した方法で行うことが望ましい。

　位置照合装置のQA項目としては，位置照合装置の位置精度，機械的接触防止インターロック，画質，被ばく線量，位置照合解析ソフトウェア，治療寝台移動の位置精度に関する項目などがある。しかし，各項目のQA方法は装置・メーカー依存が大きいため，使用する位置照合装置ごとにIGRTガイドラインに対応させた具体的な精度管理プログラムを策定することが望ましい。画質に関する項目においては，放射線治療領域では画質より幾何学的な位置精度のほうが重要視されるが，位置照合が可能である画質は必要であり，IGRT装置導入時の基準値からの画質変化を確認していくことが重要である。被ばく線量に関する項目に関しては，導入時に基準値を取得し，その基準値からの変化を確認していくことが重要である。

さらに，IGRTにおける臨床的な精度管理プログラム（指針）も策定することを推奨する。項目としては，IGRTによって被ばく線量が増加することが懸念されるため，患者位置照合による位置精度向上の有効性と，被ばく線量の増加によるリスクを考慮して，IGRT使用症例，使用頻度，IGRTの手順等を決定しておくことが望ましい。IGRTプロセスでは，使用するIGRT装置，患者のセットアップ方法，患者位置誤差の許容範囲などを決定しておくことが望ましい。

QA/QC プログラムやIGRT 実施指針に含むことが望まれる内容
・レーザー照準器の位置精度に関する項目
　　患者体位の再現性向上のためにレーザーによる位置合わせが重要である。また，IGRT の精度検証には照射室レーザー照準器を使用するため，従来通りレーザー照準器の位置精度を確認する必要がある。レーザー照準器照準点は照射系座標中心（メカニカルアイソセンタ）に一致させる。
・位置照合装置の位置精度に関する項目
　　位置照合装置の停止位置精度は画像の拡大率等に影響するため，アイソセンタから装置までの距離等を照射無しで計測して確認する。
・位置照合装置と放射線照射装置の両座標系の整合性に関する項目
　　IGRTでは照合系座標中心と照射系座標中心が一致していることが最も重要であるため，IGRT用QAファントム等を利用してその一致を確認する。強度変調放射線治療や定位放射線治療を行う上では，各座標中心間の一致度の精度は1 mm以内とするべきである[1]。
・位置照合装置の機械的接触防止インターロックに関する項目
　　位置照合装置が機器または患者へ接触した場合に，最小限の事象に抑えるために接触インターロックが正常に動作することを確認する。
・位置照合装置の画質に関する項目
　　放射線治療領域では診断領域ほどの画質精度が必要ではなく，幾何学的な位置精度が重要視される。ただし，位置照合可能な画質を維持することが求められる。IGRT装置導入時に基準値を記録しておき，その基準値からの変化を確認する。空間分解能，コントラスト，ノイズ（均一性），HU不変性，画像歪みなどが対象となる。
・位置照合装置の被ばく線量に関する項目
　　画像取得時の吸収線量や被ばく線量は位置照合装置毎に評価する。被ばく線量は吸収線量から等価線量や実効線量を算出して評価し，患者の確率的，確定的なリスクを臨床的に問題とならない程度にとどめ，基準値からの変化を確認する。
・位置照合解析ソフトウェアに関する項目
　　付属の位置照合解析ソフトウェアの特性は最終的な位置合わせの誤差に影響を及ぼす。人為的にIGRT用QAファントムなどを既知の値だけ移動させてセ

ットアップを行い，ソフトウェア単独の位置誤差認識精度を確認する。
・治療寝台移動の位置精度に関する項目

　　IGRTでは治療寝台を移動させて照射する患者位置を修正するため，治療寝台移動の位置精度を確認する。人為的に移動させた治療寝台移動量とデジタル表示の一致を確認する。

・位置照合装置と放射線治療管理システムとの通信の信頼性に関する項目

　　IGRTは複数の装置を連携することで実現できる技術であるため，位置照合装置と放射線治療管理システム間で照合画像・位置情報などが適切に通信されることを確認する。

2.10.5.3 既出ガイドライン

　2010年4月の診療報酬改定により，画像誘導放射線治療における画像誘導加算が新設された。それに伴い，2010年9月にIGRTを安全に臨床導入するために，関係する3学術団体（日本医学物理学会，日本放射線技術学会，日本放射線腫瘍学会）の協議により，「画像誘導放射線治療臨床導入のためのガイドライン（略称：IGRTガイドライン）」が策定された[1]。画像誘導放射線治療加算に関する施設基準については，こちらを参照されたい。

【参考文献】
1) 日本医学物理学会，日本放射線技術学会，日本放射線腫瘍学会．画像誘導放射線治療導入のためのガイドライン（IGRTガイドライン）．(http://www.jastro.or.jp/guideline/)
2) 医科点数表の解釈 平成26年4月版．社会保険研究所，2014．
3) International Commission on Radiation Units and Measurements (ICRU) Report 50, Prescribing, Recording and Reporting Photon Beam Therapy, Bethesda, U.S.A. ICRU Publications, 1993.
4) International Commission on Radiation Units and Measurements (ICRU) Report 62, Prescribing, Recording and Reporting Photon Beam Therapy, (Supplement to ICRU Report 50), Bethesda, U.S.A. ICRU Publications, 1999.
5) ASTRO and ACR practice guideline for IGRT. Int. J. Radiat. Oncol. Biol. Phys. 2010; 76: 319-325.
6) Klein EE, Hanley J, Bayouth J, et al. Task Group 142, American Association of Physicists in Medicine. Task Group 142 report: quality assurance of medical accelerators. Med Phys. 2009; 36 (9): 4197-212.

◆2.10.6　呼吸性移動対策

　肺がんや肝がん，膵がんなどの胸腹部腫瘍は呼吸により移動することが知られている。このような腫瘍に対して放射線治療を施行する場合，移動範囲を十分に包含した照射法が一般的である。しかし，本照射法では腫瘍のみならず，周辺の正常組織に対しても広範囲に高線量が照射されるため，有害事象の発症が懸念されている。

　近年，腫瘍への線量を損なうことなく，正常組織への線量低減を可能とする呼

吸性移動対策が注目されている．本節では，呼吸性移動対策が安全かつ適切に実施されるために必要なQA/QCについて述べる．

呼吸性移動対策を講じた照射法は腹部圧迫法，息止め法，呼吸同期法（迎撃照射法も含む），動体追尾法に大別される．治療計画用CTは採用する呼吸性移動対策に応じた呼吸状態で撮影する．治療計画では各手法における不確かさを考慮する．腹部圧迫板を用いた照射では，治療計画用CT撮影時の圧力と設置場所を再現する．X線不透過マーカを使用する場合は腫瘍との位置関係が，外部呼吸信号を使用する場合は腫瘍との相関性が，治療計画で見積もった不確かさの範囲内にあることを照射前に確認する．また，治療期間中に呼吸性移動対策が不可となった場合を想定した手順を確立することも重要である．呼吸性移動対策の精度管理では，呼吸位相認識装置を含むシステムが整合よく連動していることを確認することが肝要である．その上で，採用する呼吸性移動対策に応じた精度管理を実施する．

2.10.6.1 治療計画時および照射時における注意点

治療計画に用いられるCT画像はその瞬間のスナップショットに過ぎない．治療計画では治療期間中の照射位置の不確かさを考慮すべきである．呼吸性移動対策を講じた照射法では，呼吸パターンや治療計画の再現性がとくに重要となる．以下に，治療計画時および照射時における注意点を示す．

腹部圧迫法

腹部圧迫により，呼吸性移動量は概ね縮小することが知られている．しかし，腫瘍位置の日間変動を発生させる場合があるため，照射前に腫瘍位置を確認する．

息止め法

息止め位置の再現性を治療計画のマージンに反映させ，照射前に息止め下で腫瘍がPTV内にあることを確認する．外部呼吸信号を使用する場合は，外部呼吸信号と腫瘍位置との相関性を画像を用いて確認する．

呼吸同期法

呼吸同期幅内の腫瘍位置および形状変化やX線不透過マーカと腫瘍の位置関係，外部呼吸信号と腫瘍の相関性を治療計画のマージンに反映させる．X線不透過マーカの大きな位置変位や脱落，外部呼吸信号と腫瘍の相関性の変化は標的への線量低下，正常組織への線量増加につながるため，照射前に治療計画時からの変化が許容値内であることを確認する．

動体追尾法

腫瘍位置および形状変化やX線不透過マーカと腫瘍の位置関係，腫瘍位置予測モデル誤差などを治療計画のマージンに反映させる．また，X線不透過マーカの大きな位置変位や脱落，外部呼吸信号と腫瘍の相関性の変化はターゲットへの線量低下，正常組織への線量増加につながるため，照射前に治療計画時からの変

化が許容値内であることを確認する。また，腫瘍位置予測モデル精度が照射中に低下することも知られているため，照射中にも精度を確認し，必要に応じて更新する。

2.10.6.2 精度管理項目とその実施例

呼吸性移動対策加算における施設基準の機器的要件を満たすためには，呼吸性移動対策に係る精度管理を実施し，その記録を保存する必要がある。精度管理を専ら担当する者が文献[1,2]を参考に，精度管理プログラムを作成し，定期的に実施および記録する。精度管理プログラムは各施設で用いられる呼吸性移動対策に応じて，以下の項目を含めて作成することを推奨する。以下に，精度管理項目とその実施例を示す。

呼吸位相認識装置使用下での治療計画用CTの精度管理に関する項目

動体ファントムを使用して，4DCTから得られた各位相の画像上のターゲット位置と理論位置とを比較する。

呼吸位相認識装置を含む治療システム全体での腫瘍（もしくは腫瘍位置を代替する体内の指標）または外部呼吸信号の認識位置の校正および精度に関する項目

AAPM TG142レポート[1]によると，システム特有の精度管理項目として「位相/振幅同期時間正確性（許容値:100ミリ秒）」が含まれている。この項目は呼吸同期システムの信号処理に伴う時間遅延を検証することを目的としている。この許容値の根拠は，ICRUレポート42[3]に記載されている「高線量域におけるDTA（distance to agreement:線量分布の評価指標の種類）の許容値が2 mm」にある。「一般的に，自由呼吸下における腫瘍の呼吸速度は20 mm/s程度であり，呼吸同期法および動体追尾法においてDTAを2 mm以下にするためには，100ミリ秒までの遅延時間は許容できる」という論法で位相/振幅同期時間正確性の許容値が設定されている。動体追尾精度検証もここに該当する。動体ファントムを使用して，照射野中心と照射対象の中心の誤差を算出する。

呼吸位相認識装置使用下での治療ビームの出力特性および呼吸位相の認識から実際の照射までの時間に関する項目

呼吸位相認識装置使用下での治療ビームの平坦度や対称性，線質を確認する[1,2]。また，呼吸同期法では低MUを照射する場合もあることから，低MUにおける線量モニタシステムの直線性および再現性も確認する。これらの許容値については，AAPM TG142レポート[1]を参照されたい。

呼吸性移動対策下における線量検証に関する項目

各照射法に応じた線量検証を実施する。息止め法では息止め中に発生する生理現象（ベースラインドリフトや心拍動等）が線量分布に与える影響を確認する。呼吸同期法では呼吸同期幅の大きさに応じて，線量分布がどのように変化するのかを確認する。動体追尾法では予測モデルを用いて，照射した線量分布を静止時の線量分布と比較する。

呼吸性移動対策に必要な被ばく線量に関する項目

ガラス線量計やTLD，ガフクロミックフィルムを用いた測定が報告されている。被ばく線量の増加によるリスクを考慮し，ALARA（as low as reasonably achievable）の原則に従うものとする[4]。詳細に関しては『画像誘導放射線治療臨床導入のためのガイドライン[5]』や，放射線治療かたろう会IGRT QA/QC Working group report [6] を参照されたい。

照射位置照合装置の精度管理に関する項目

詳細に関しては『画像誘導放射線治療臨床導入のためのガイドライン[5]』や放射線治療かたろう会IGRT QA/QC Working group report [6] を参照されたい。

呼吸位相認識装置を含む治療システム全体のインターロックに関する項目

予期せぬ呼吸が発生した時に，インターロック機構が動作することを確認する。たとえば，動体ファントムを用いて予期せぬ呼吸波を意図的に発生させ，照射が中断することを確認する。

なお，呼吸性移動対策の精度管理においては，呼吸運動が再現可能な動体ファントムを使用することを推奨する。

2.10.6.3 呼吸性移動対策ガイドライン

2012年4月の診療報酬改定にて「体外照射および定位放射線治療における呼吸性移動対策加算」が新設された。これに伴い，2012年6月には呼吸性移動対策が安全かつ適切に実施されることを目的に，日本医学物理学会，日本高精度放射線外部照射研究会，日本放射線技術学会，日本放射線腫瘍学会の協議により，『呼吸性移動に伴う放射線治療に関するガイドライン（略称：呼吸性移動対策ガイドライン）[7]』が策定された。呼吸性移動対策加算に関する施設基準については，こちらを参照されたい。

【参考文献】
1) Klein EE, Hanley J, Bayouth J, et al. Task Group 142, American Association of Physicists in Medicine. Task Group 142 report: quality assurance of medical accelerators. Med Phys. 2009; 36（9）: 4197-212.
2) 岡本裕之．詳説 放射線治療の精度管理と測定技術，中外医学社，2012.
3) Use of computers in external beam radiotherapy procedures with high-energy photons and electrons. ICRU Report 42, International Commission on Radiation Units and Measurements, Bethesda, MD, 1987.
4) NCRP, Implementation of the principle of as low as reasonably achievable（ALARA）for medical and dental personnel, NCRP Report 107, 1990.
5) 日本医学物理学会，日本放射線技術学会，日本放射線腫瘍学会．画像誘導放射線治療臨床導入のためのガイドライン（IGRTガイドライン），2010.（http://www.jastro.or.jp/guideline/）
6) 放射線治療かたろう会 IGRT QA/QC Working group report.（http://www.geocities.jp/katarou_kai/IGRTreport/IGRT_QAQC-report_ver1.pdf）
7) 呼吸性移動に伴う放射線治療に関するガイドライン，日本放射線腫瘍学会．

(http://www.jastro.or.jp/guideline/)

3 臨床QA

3.1 放射線治療の流れ

外部照射法の流れについて，WHO:Radiotherapy Risk Profile.に基づき，表3.1に示した[1]。

まず臨床腫瘍学的な判断として，治療方針（根治，緩和等），手術，化学療法，その他の治療との組合せの方法と利害得失，時期，量などが判定される。

外部照射法では分割照射を基本とし，基本的には線量・位置の決定と正確な治療体位再現の確認にある。またその計画が施設としての方針にも合致することの承認を得るために，各患者に対する照射開始の段階で線量・照射法について（カンファレンスなどにより）放射線治療部署内での合意を得ておく必要がある。

治療計画とは，治療方針の立案から線量計算及びその評価（DVH，TCP，NTCPなど）に至る一連の行程を指し，表3.1の3～6に該当する。今日では放射線治療計画CT，および治療計画装置により実施される。

上述のように外部照射法では分割照射を基本とする。患者に対しては，患者の知る権利に基づき，放射線治療の目標や効果と短期的・長期的リスク，外部照射法が一定の期間を要する繰り返しの治療であること，および位置決めの再現性を確保する必要があることについて周知させる。照射の開始時が非常に大切であるが，往々にしてこの時期には患者の認識・理解が追いつかない場合がある。患者が動揺している場合，知識の欠如がある場合にはできるだけ時期をおき，必要な情報を提供せねばならない。

治療計画は，最初から計画された時期に，あるいは腫瘍・患者の反応に従って，全過程の途中で変更することがある。腫瘍の縮小，照射法の変更の必要性（入射方向，固定から回転に，接合線変更，治療期間の延長・短縮の必要性など）その他による。

放射線治療の行程で，医師は1，2，3，5，および10の過程に関与し，診療放射線技師は4～10のすべてに，医学物理士は6，7，10に関与する。また，看護師は主として1，4，9に関与することになる。それぞれの分野で専門認定された職種者が役割を果たすことが推奨されている。また現場では，外照射装置を用いた患者の毎回の治療（8，9）と，新規あるいは治療変更の患者の治療計画にかかわる作業とは並行して行われることになる。

毎回の治療は，照射記録および診療録（カルテ）に記録される。

治療後の患者の評価も定期的に行って，腫瘍の再発，治療による反応／合併症の早期発見と対処に心掛けるべきである。

表3.1 放射線治療の流れ

1.	患者の評価	病歴の聴取，診断評価
2.	治療の決定	ガイドラインの参照，患者意思確認
3.	治療方針立案	照射部位，線量，分割法の決定
4.	位置決め・固定	正確な治療体位再現の確認
5.	照射範囲の画像による確認	シミュレータでの確認
6.	治療計画	照射方向，遮蔽部位決定と線量計算
7.	治療情報の転送	計画装置から治療装置への転送
8.	患者セットアップ	患者を治療体位に置く
9.	治療の実施	照射の実施と患者の経時的変化の評価
10.	検証とモニタリング	位置確認写真，線量計による検証，毎日の位置決めによるモニタリング

（WHO:Radiotherapy Risk Profile. 2008に基づく）[1]

1．患者の評価——病歴の聴取，診断評価

- 治療ファイルでの患者同定・誤認防止が個人情報保護や守秘に関する施設ルールの範囲内で適切に実施されているか。患者写真の貼付が望ましい。
- 内視鏡，画像診断などの診断法が適切に適用されているか。また，遅延はないか。
- 病理診断は報告書の貼付が望ましい。また，外部診断を利用しているか。
- 病期分類，および患者の全身状態Performance Statusが適切に表記されているか。

2．治療の決定——ガイドラインの参照，患者意思確認

- カンファレンスは多職種から成るか。
- プロトコールは文章化され，施設IRBなどの評価を受けたか。何に依拠するか。
- 治療の内容や利害得失を正しく患者に伝えたか。口頭での説明が基本で，冊子などの使用はあくまで補助的手段である。
- 病名，病態の告知と患者合意（インフォームド・コンセント，IC）の確認も放射線治療適用の前提となる。

3．治療方針立案，4．位置決め・固定，5．照射範囲の画像による確認，6．治療計画，7．治療情報の転送，8．患者セットアップまでの過程　共通

- 照射部位，線量，分割法の決定にEBMに基づく方針・計画がなされているか。
- 治療体位は正確で再現性があるか。患者に応じた器具の作成・使用は適切か。
- チームとして職員間の協調がなされ，停滞なく行われているか。
- データ転送は正確か。複数名のチェックが行われたか。
- 処方者（医師），その他の必要なメンバーの署名があるか。

9．治療の実施——照射の実施と患者の経時的変化の評価

- 放射線治療の電子情報は治療装置が違っても統一的にRTIS等にて患者単位で運用されているか。
- 定期的に診察が行われているか。治療中の患者を評価するためには，少なくとも週1回以上の診察の機会を設ける必要があり，2012年以来，これを満たせば外来患者について「外来放射線照射診療料」が徴収できる。

10. 検証とモニタリング——位置確認写真，線量計による検証，毎日の位置決めによるモニタリング

- 位置確認写真の撮影頻度が規定されているか。
- レビューのための会合が定期的に行われているか。
- 位置誤差の変移やインシデントへの対応方針はあるか。　　　　　　　　　　　など

【参考文献】
1) World Health Organization: Radiotherapy Risk Profile, 2008.

◆3.1.1 治療決定のために必要な項目

悪性腫瘍に対する放射線治療の実施を決定するために，表2の手順に従って，その腫瘍の実体の把握はもとより，発見から現在に至るまでの経過や患者の一般的背景に至るまでを総合的に検討することが必要である。その上で放射線治療の目的と方針を決めていくことになる。過去の経験を未来の糧とすることはQAの目標の1つであり，ある放射線治療の実施に至る過程で考慮検討した事項を正確に記録しておくことは重要な意味をもつ。

表3.1.1 治療決定のために必要な項目

1. 病歴	年齢・性別・主訴・生活歴・既往歴・現病歴
2. 現症	全身状態・腫瘍の状態
3. 局在診断	原発部位の診断
4. 病理診断	病理形態学的診断・免疫組織学的診断
5. 病期診断	進展度診断
6. 臨床検査	
7. 画像情報	

3.1.1.1 病歴

発症に至るまでを含めた生活歴・既往歴，ならびに当該悪性腫瘍の発見歴および発見後の治療歴を時系列に沿い，その年月日をできるだけ正確に記録する。この項目で含めるべきは以下の記述である。

(1) 患者の年齢・性別・主訴

(2) 初発症状あるいは発見動機
(3) 診断年月日
(4) 主要診療歴

　現在対象となっているがんに対する，現在までの主要な診断の履歴，また治療歴があれば，その内容とその効果・反応の要約を記録する．外科療法については，術式（再建を含む）とともに，治癒切除（絶対的あるいは相対的）であったか非治癒切除であったかを手術年月日とともに記録する．放射線療法については，本ガイドラインに準じて記録する．薬物療法については，薬剤名，投与量，投与年月日とともに，効果・反応について記録する．

(5) 喫煙歴および飲酒歴

　一般的には習慣的喫煙あるいは飲酒の開始年齢，喫煙量・飲酒量を，また終了年齢がわかる場合はそれも記録することが望ましい．

(6) 居住環境歴

　通常は大気環境を念頭に置いた聴取をすることが多いが，出生地が重要となる場合もある．

(7) 職業歴

　特定職業従事歴としてとらえるほうが適切である．記録としては「○歳から○歳まで長距離トラック運転手」という表現が推奨される．

(8) 既往歴

　特定疾患罹患歴ととらえるほうが適切である．入院や手術を要した疾患，いわゆる成人病，その他長期の療養を要する疾患，特定の感染症，輸血などの既往を記録する．活動性／非活動性を問わず多重がんも当然対象となるが，現在対象となっているがんの診療と関係することもあるので，悪性腫瘍については区別して扱うべきである．

(9) 現病歴

　患者の初期症状から受信までの経過を時系列に沿って記し，特に治療方針の決定に関わる，或いは治療効果の判定に有用な症状については正確に，漏れなく記録しておくべきである．

3.1.1.2 現症

　今回の放射線治療を開始するにあたって，治療方針・治療目的の設定の前提となる現在の状況を「(1) 腫瘍に関する事項」と「(2) 一般状態・全身状態に関する事項」とに分けて記録する．

(1) 腫瘍に関する事項については，後節で述べる．
(2) 一般状態・全身状態

　これらについてはPerformance Status [1]，あるいはKarnofskyIndex [2] 等の分類規準があるが，スコアの値のみではなく，スコアを導出するに必要な個別の具

体的状況も記録するのが望ましい。

3.1.1.3 局在診断（原発部位診断）

次節のがんの病理分類と合わせて，WHO/IARCにより承認された国際分類であるICD-O-3 [3)] に基づいて行うことを推奨する。それ以前のICD-10/ICD-O-2からの移行に伴って，ICD-O-3では腫瘍の局在topography（部位，T）と形態診断morphology（病理組織診断，M）との組み合わせで表現するようになっている [3,4)]。

腫瘍の原発部位はICD－O－3T（topography部位）[3,4)] に従って，分類を確定した年月日とともに記録する。JASTROのデータベースJRODにおいては，このコード化を支援するツールが用意されているので，活用することを推奨する。
臨床上判断に迷う以下のような場合に，どう対応するかを述べる。

（1）原発部位を特定できない場合
しばしば「転移性肺腫瘍」のような臨床診断名が使用されるが，このような場合は原発部位不明（C80.9）とし，肺転移巣に対する治療例として扱う。慣用表現では，TXNXM1（PUL）に相当する。2つ（以上）の腫瘍が認められた場合，そのどちらを原発とするか，また，肺や肝臓などの孤立性腫瘍が転移性のものか原発性のものかは個別の判断にゆだねられるが，病歴には判断の根拠を必ず記録する。

（2）多発性新生物（多重がん）の可能性のある場合
組織型が明らかに異なっている場合は別として，重複がんなのか，多中心性の単一がん（多発がん，skipを含む）なのか，単一がんの（臓器内）転移なのかの判断に苦しむことは多い。このような場合は疾患ごとの取扱い規約等に基づき，個別に判断・判定することになるが，対立する複数の可能性を列挙し，判定の根拠も合わせて必ず記録する。

（3）複数の部位にまたがって存在する腫瘍の場合
原発腫瘍が浸潤により複数の部位に存在するときは，発生部分をもって原発部位とする。ただし，発生そのものが境界領域にあると認められるときは，細分類境界領域を示すコード（.8）に従って記録する。

（4）原発巣は特定されているが，その局在分類に迷う腫瘍の場合
病理組織形態を参考にして原発部位を特定しようとしたときにしばしば問題となりうるが，原則として，解剖学的部位をもって原発部位とする。

例1）
口腔内小唾液腺原発の腺様嚢胞がんは，たとえば頬粘膜（C06.0）原発とする。

例2）
　骨ないし軟骨原性腫瘍は特別で明らかな所見がない限り，骨・軟骨原発として分類する。

例3）
　肉腫はたとえば線維肉腫というと発生起源の臓器が不明確である。このような場合，局在用語索引で発生部位を引いてみる。たとえば「腕（わん）」を引くと，腕の索引中には結合組織や脂肪組織といった部位組織が局在コードとともに記されており，その中から適切なものを選べばよい。JRODでは疾患名として軟部腫瘍を選ぶと関連の部位一覧が表示され，選択が容易である。

例4）
　リンパ腫の場合，発生起源組織がリンパ節であるなら，(C77.*)にコードする。もしリンパ腫が複数のリンパ節領域を巻き込んでいた場合，C77.8（複数領域のリンパ節）をコードする。リンパ節外リンパ腫が原発で，リンパ節から生検を行って診断された場合，生検部位ではなく，リンパ節外性リンパ腫の起源となった部位をコードする。
　リンパ腫の部位が特定されておらず，さらにリンパ節外性が疑わしい場合はC80.9（原発部位不明）にコードする。
　JRODにおいては，まず疾患名リストに数種のリンパ腫診断名が用意されており，それに紐づける形で部位リストが表示される仕組みとなっている。

3.1.1.4 病理診断（病理形態学的診断）

　悪性腫瘍の属性を決定するための1つの事項として，腫瘍の病理組織形態をICD-O-3Mコード分類に従って，分類を確定した年月日とともに記録する[3,4]。
　通常，放射線治療医は病理診断医の報告を基に放射線腫瘍学的記録を作成する。このことから，施設ごとの記録作成にあたって，病理診断医との間で最低限の打ち合わせや取り決めを行っておく必要性がある。このコード分類は最低限の共通基準として認識し，各施設内でのQAシステムの実装要素として採用するべきである。
　本分類基準を適用するにあたり，臨床上発生しうる問題点とそれに対する対応を以下に述べる。

(1) ICD-O-3形態コード以外の適用
　腫瘍病理学はいまなお発展途上にあり，病理組織分類体系の変化が予想される。また，疾患によっては特殊な分類体系が一般的に使用されることもある。特に最近では免疫組織学的検討が決定的情報となる場合が増えている。したがって，本ガイドラインに示した分類体系のみを適用するのは適切とはいえず，必要に応じて他の分類を併記する。

(2) 顕微鏡的確定診断のない腫瘍

　実際の臨床現場においては，しばしば確定診断のない場面に遭遇する。あくまでも「がん」として取り扱っていることは何らかの形で明示的に記録するべきであり，このために，M－8000／3（原発性悪性新生物）のコードを適用することを提案する。この場合は，悪性疾患であると診断した根拠を併記する。

(3) 病理診断の根拠ないし材料

　病理診断においては，材料となった標本の種類によって確度が影響を受ける。診断根拠となった標本が組織標本であるのか，剥離細胞標本であるのかを最低限記録する。

3.1.1.5 病期（進展度診断）

　UICC－TNM分類を用い，適用したEdition，Revisionをあわせて記録する。以下，記録にあたって注意すべき点を述べる[5]。

(1) 分類に至った過程の記録

　TNM分類は公式報告のための分類規準である。放射線治療病歴への記録はTNM各因子や病期の値のみではなく，原発腫瘍の隣接領域浸潤範囲や転移の状況までを詳細かつほとんど自動的に各因子の値が導出できるように記録することが望ましい。

　腫瘍によっては進展範囲のみならず，それによる正常機能への影響も記録する必要がある（喉頭がんにおける声帯可動性など）。TNM分類は定期的に改訂されており，因子の値のみでは，腫瘍の進展度を異なった分類基準に基づいて判断してしまう危険性が残るからである。このことから，報告を行う際にも「第何版の分類基準に基づいて解析を行ったか」を記述する。

(2) 付記記号の記録

　UICCはTNM各因子の決定の時期を明記することを推奨しており，大きく「臨床分類（治療前臨床分類 c）」と「病理学的分類（術後病理組織学的分類 p）」とに分けられる。放射線治療病歴には，cp因子とその内容もあわせて記録することが望ましい。

　臨床分類はすべての治療に先立った判定を原則としており，この時点での記録を省略してはならないが，集学的治療の場合にはそれぞれの治療の開始前に進展度判定を行うことにも意味がある。記号yを付記して「ycTNM」や「ypTNM」と表現することにより，既治療例に諸検査を行って再分類した場合の分類であることを示す。その他の前頭語として，m，r，aが定義されている。

　新鮮例と再発例の定義について，その疾患に対する初回根治治療の一環として（術後照射，予防照射等を含む）放射線治療が施行された場合は新鮮例となる。一方，手術，化学療法など，以前に何らかの治療を施行した後の再燃・再発に対して放射線治療を行った場合，また局所再発，領域リンパ節再発，初回診断・治療後の遠隔転移に対する照射の場合は再発例として扱う。

(3) 診断（判定）根拠の記録

UICCは，TNM各因子の決定の根拠を併記することをオプションとして紹介している（C因子:Certainty factor）。

放射線治療病歴には，C因子とその内容もあわせて記録することが望ましい。詳しくは『TNM classification of malignant tumours, 7th. Ed [5]』を参照されたい。

(4) 他の進展度分類基準の適用

疾患によっては，UICCの分類以外に独自の進展度分類規準を定めているものもある（婦人科がんのFIGO分類，大腸がんのDukes分類，悪性リンパ腫のAnn Arbor分類など）。これらの分類規準を適用する場合も，UICC分類と同じ注意が必要である。なお，他分類規準のほうがより一般的である場合もあるが，UICC分類がある場合はそれを省略せず，他分類規準に基づく記録は併記とする。

3.1.1.6 臨床検査

臨床検査の結果は放射線治療の適応決定上の必要性にとどまらず，患者の一般的な全身状態，腫瘍の性格や活動度，放射線治療に伴う早期・遅発性の反応等を評価するために重要な情報である。どのような項目を選択するかは，個々の症例の特性を考慮する。

記録に当たっては，検査の日付，単位を正確に記すことが大切である。検査実施の間隔は目的や患者負担を考慮して行うが，定まったプロトコールがある場合には原則としてこれに従う。

3.1.1.7 画像情報

医用画像は，前出の局在診断や病期診断において核心的な情報を与えてくれるものであることはいうまでもない。画像情報は治療適応の決定に不可欠であるばかりでなく，治療計画，治療中の早期反応の評価，治療後の効果判定や遅発性反応の評価についても必要である。種々の評価に活用するためには画像情報の数値化・等級付けなどによって，より客観性をもたせることが有効で，検査日，撮像条件等とともに正確に記録しておくことが求められる。

放射線治療計画については，3.2 治療計画（☞106ページ）に記述するが，従来の放射線画像のみならず，MRI，超音波，内視鏡画像やPET画像を統合して腫瘍の進展範囲や浸潤様式を判断し，綿密な治療計画を行う時代となっている。

【参考文献】
1) Oken MM, Creech RH, Tormey DC, et al. Toxicity and response criteria of the Eastern Cooperative Oncology Group. Am J Clin Oncol. 1982; 5（6）: 649-55.
2) Karnofsky DA Burchenal JH. "The Clinical Evaluation of Chemotherapeutic Agents in Cancer." In: MacLeod CM（Ed），Evaluation of Chemotherapeutic Agents. Columbia Univ Press. 1949; 196.
3) International Classification of Diseases for Oncology (ICD-O), Third Edition, First Revision. Geneva:

World Health Organization, 2013. (http://www.who.int/classifications/icd/adaptations/oncology/en/)
4) National Cancer Institute, Surveillance, Epidemiology, and End Results Program. (http://seer.cancer.gov/icd-o-3/)
5) UICC, TNM classification of malignant tumours, 7th. Ed., Willey-Blackwell, 2009.

◆3.1.2 治療方針・治療目標の定義

　がん治療の目標は「がん患者に最善の医療を提供すること」であり，がん治療の主な手段は放射線治療，手術療法，薬物療法であり，「単独療法」か「集学的治療」かの選択は初回治療時に行う。また，選択した治療法は，放射線腫瘍医以外の専門医からも，また患者及び家族からも理解と同意を得ておく。

　放射線治療の方針は大きく根治的と緩和的（姑息および対症）とに分けられ，治癒，症状緩和，長期間の局所制御といった治療目標が決められる。

　治療方針と治療目標の正確な記録は，今後の治療法を改善するためのデータベースとなる。

　根治的放射線治療は「治癒が期待できる場合（根治）」と「治癒を目的としているが，手術の合併症や薬剤の副作用などで十分な治療を実施できない可能性が強い場合（準根治）」とに分けられる。

　治癒は見込めないものの，長期間の局所制御，QOLの改善・維持・症状の緩和を目標とした治療は姑息照射である。姑息照射の中でも，症状の緩和を短い治療期間で得ることに主眼を置き，局所機能の低下や遅発性障害のリスクをある程度容認した治療が対症的治療である。

　治療方針として，もう1つカテゴリーを付け加えるならば，予防照射があげられる。たとえばセミノーマの傍大動脈リンパ節照射，小細胞肺がんの予防的全脳照射などがこれにあたる。

　近年は根治的治療，緩和的治療のいずれであっても集学的治療が実施されることが多くなっている。集学的治療の場合は，併用する治療法の種類と併用の時期，また薬物治療の場合はその薬剤の種類（化学療法剤，ホルモン剤，分子標的薬等）について記録しておくことが推奨される。また放射線治療が集学的治療のなかで，どの時期に実施されたかを把握するために，「照射開始日」とは別に「初回がん治療の開始日」を記録しておくべきである。

◆3.1.3 インフォームド・コンセント

3.1.3.1 インフォームド・コンセントにおける説明義務

　医師が患者に対し，治療に関する情報を十分に提供し，患者が自己の身体に関するコントロールを自己決定できるように説明する義務がある。また，説明，同

意の内容は文書で残すことが推奨される。

医療法第1条の4第2項に「適切な説明を行い，医療を受けるものの理解を務めなければならない」という規定がある。インフォームド・コンセントを得ることは民事裁判において法理として確立しており，それを得ないで医療行為を行った場合は損害賠償責任が発生する可能性がある。患者は医師の説明に対して必ずしも同意する必要はない[1]。

医療行為による危険性が軽微であり，かつ発生率もきわめて低い場合は，説明義務が軽減される場合がある[2]。臨床試験に関するインフォームド・コンセントについては，各種指針および施設の倫理委員会の指示に従うべきである。

3.1.3.2 インフォームド・コンセントが成立するために必要な要件

インフォームド・コンセントの成立要件は以下の4つとされている[3,4]。

(1) 患者に同意能力があること，(2) 患者への十分な説明がなされること，
(3) 患者がその説明を理解すること，(4) 患者が自発的に同意すること

それぞれの要件について具体的に述べる。

(1) 同意能力

同意能力の判定基準は確立されていないとされている[5]。しかし日常臨床においては，原発性および転移性脳腫瘍等で認知機能に障害がある場合や，高齢で認知機能の低下した患者もおり，同意能力に疑問のある場合は代諾者を検討する必要がある。

未成年の場合は，原則として親が代諾を行う。親に十分な判断能力がない場合，親族が代諾する。しかし，子どもの死や重篤な障害を防ぎうる有効な治療を親が拒否することは，子どもの生命を危険にさらす自由が親にはないと考えられるため，許されない[5]。

「未成年者であるから一律に監護権者に説明すれば十分」というわけではなく，自己決定能力が十分な者については，患者自身の同意が必要と考えられる。ただし，これらの場合も親権者に対する説明が必要である。

(2) 十分な説明内容について

具体的な説明内容としては，「①患者の病名・病態」，「②これから行おうとしている医療の目的，必要性，有効性」，「③この医療の内容，性格」，「④この医療に伴う危険性とその発生率」，「⑤代替可能な医療とそれに伴う危険性およびその発生率」，「⑥何も医療を施さなかった場合に考えられる結果」が挙げられる[3,4]。これらの説明内容に医療水準や治療時の状況などを考慮して，具体的に説明内容が決められる[1]。

治療に伴うリスク・合併症はどのようなものを説明すべきか議論があるが，前田らは，「①発生頻度が高いもの（発生確率が0.1％以上）については必ず説明す

る」,「②発生頻度が低いものについては,生命に危険を及ぼす可能性があるもの,不可逆的なもので日常生活に師匠をもたらす可能性があるものについては説明する」,「③美容等に関係するものは可能な限り説明する」としている。また,新しい医療については現時点ではわからないリスクが発生する可能性があることも説明する,という指針を示している[4]。どの程度の発生頻度であれば説明すべきかについては,裁判例の判断内容はさまざまなのが実情である[3]。

代替可能な医療も説明の必要があるが,その場合の代替可能な医療とは,一定の医療水準に達している医療と考えるべきである[4]。説明する医師みずからが代替可能な医療を行う,あるいは行える必要はない。

(3) 説明の理解について

医学知識については医師と患者の間で大きな差があり,説明の際に医学専門用語をわかりやすく言い換えたりする配慮が必要なことがある。また,同意・不同意までの間に時間をおいたり,複数回の説明を行ったり,患者の精神状態に応じて説明時期を判断したりすることが,必要となることもある[1,4]。

(4) 自発的な同意について

医療の有益性を誇張したり,有害性を十分に説明しなかったりした場合の同意は有効なものとはみなされない[4]。患者を説得して治療を受けさせるように誘導することが否定されるわけではないが,その場合も適切に説明がなされている必要がある。

インフォームド・コンセントの要件を満たすことが免除(あるいは軽減)される場合は参考文献を参照されたい。

【参考文献】
1) 檜垣誠. 岩永剛, 正岡徹編. インフォームド・コンセントの基本と実際. 医薬ジャーナル社, 1997.
2) 白井裕之. 岩永剛, 正岡徹編. インフォームド・コンセントの基本と実際. 医薬ジャーナル社, 1997.
3) 前田正一. 赤林朗編. 入門・医療倫理I. 勁草書房, 2005.
4) 前田正一. インフォームド・コンセント その理論と書式実例. 医学書院. 2005.
5) 水野俊誠. 赤林朗編. 入門・医療倫理I. 勁草書房, 2005.

3.2 治療計画

◆3.2.1 はじめに

腫瘍に線量を集中し，かつ，周囲の正常組織への線量を極力低減させるために，症例ごとに，照射する部位とその大きさ，照射方法，処方線量とその線量分割法，併用する化学療法等，適切で個別化された治療計画を作成する必要がある。

◆3.2.2 治療計画記録の重要性

治療計画の作成にあたっては，患者の年齢，全身状態（Performance Status; PS），原発巣の部位と状態，進展範囲，臨床病期，病理組織，周囲のリスク臓器との関係とリスク臓器の耐容線量，過去の治療歴，合併症などを慎重に考慮する必要がある。作成された治療計画は，他の治療計画と比較検討可能な形で，正確に記録・報告されなければならない。

ICRU は Report 50 と Report 62 で，放射線治療で受け入れられるわかりやすい簡潔な概念と定義を提案しており，治療計画はこれに従って記録される必要がある。

近年の IMRT の急速な進歩はこれまでの概念や定義だけでは十分に記録・報告することが困難であり，ICRU は Report 50 と 62 を補う新たな Report 83 を公表した。IMRT に関しては Report 83 に従うことを推奨する。

◆3.2.3 治療計画における体積

悪性腫瘍に対する放射線治療計画の最初の過程は必要な体積を三次元的に描出していくことである。描出すべき体積とは肉眼的腫瘍体積（Gross Tumor Volume: GTV），臨床的標的体積（Clinical Target Volume: CTV），計画標的体積（Planning Target Volume: PTV），危険臓器（Organs at Risk: OAR），計画危険臓器体積（Planning Organ at Risk Volume: PRV）などである。

GTV とは，腫瘍の進展や存在が肉眼的に確認できるもののことである。GTV は原発巣（GTV primary），転移の可能性があるリンパ節腫大（GTV nodal），その他の転移（GTV M）よりなり，根治治療においてはすべての GTV に十分な線量が照射されなければならない。

術後照射や予防照射の場合，GTV は同定できないことがある。GTV を決定する方法は TNM（UICC）に基づいた腫瘍の病期判定に必要なものを満たしていなければならないし，GTV の決定は TNM 分類に用いられる基準と一致していなければならない。わが国では，がん取扱い規約が重用される傾向にあるが，国際基準から逸脱しているものも多くその使用には慎重になるべきであり，GTV の決定は TNM に従うことが推奨される。

CTVは確認できるGTVと治療すべき潜在性の悪性腫瘍から決定されなければならない。根治治療を行うためには，この体積にも十分な線量が投与されることが必要である。「CTVはGTVと同様に純粋に臨床的・解剖的な概念であり，明らかな確認できる腫瘍に加えて，はっきりはしないが臨床的に進展が疑われる部分を含む」と定義される。GTVとCTVの決定と記載は放射線治療計画の基本であり，診療録に残さなければならない。

　PTVは，すべての不確実性を考慮して決定されなければならない。そのためには以下の2つのマージンを考える必要がある。

　予想される生理的な動きや，内部の基準点や対応する座標系からCTVの位置が変わることを代償するために，CTVにマージンが付加されなければいけない。これを「Internal Margin（IM：体内マージン）」という。IMはたいていの場合，CTVの周りに非対称性に付加される。体内標的体積（Internal Target Volume: ITV）は「CTVとIMを含む体積」として定義される。IMの決定については4DCTなどさまざまな手段があるが，詳細は日本放射線腫瘍学会『放射線治療計画ガイドライン　2012年版』総論の「呼吸性移動対策の手法と品質管理」の項を参照されたい。

　患者位置決めと機器の幾何学的不確かさを考慮するために，セットアップマージン（Set-up Margin: SM）を付加しなければならない。SMは，解剖学的方向や，照射方向によって異なるかもしれない。また，各施設によって変化することに注意が必要である。

　PTVは治療計画において用いられる幾何学的な概念であり，CTVに処方線量が確実に照射されるように定義されなければならない。PTVとPRVが重なる場合は，症例によっては線量や分割を変える必要がある。実際の臨床では再発や合併症のリスクを評価したうえで，PTVは放射線腫瘍チームによって決定されなければならない。

　いずれの場合でも，マージンを選んだ方法とその大きさは明確に記録されるべきであるし，IMとSMは単純に足し合わせられるものではないこと，CTVにIMとSMを加えたものがPTVにはならないことには特に留意すべきである。

　ビームの半影はPTVを作成するときには考慮されていないので，半影の線量低下を考慮してPTVにある量のマージンをつけて照射野を決定することが必要となる。

　OARは，その放射線感受性が治療計画や処方線量に強く影響するかもしれない正常組織を指す。

　PTVと同様にOARの治療中の動き，治療期間を通じてのセットアップの不確実性を代償するマージンをOARに付加し，PRVを決定しなければならない。PRVはとくに直列臓器で重要である。

　さらに，CTVにもOARにも含まれない領域にも予期せぬ高線量域をさけるために，関心領域を設定しなければならない。これはReport 83では「残存危険体

積（Remaining Volume at Risk: RVR）」と定義されている。この体積の定義は，がん化などの晩期有害事象を評価するために極めて重要である。

◆3.2.4 線量処方

現在までの放射線治療の線量処方は，原則としてPTV内から選ばれた点をICRU基準点（標的基準点）として，それに基づいた線量を処方しなければならなかった。この場合，ICRU基準点は以下の原則に従って選ばれる。

・ICRU基準点はわかりやすい方法で定義しやすいものであること
・線量が適切に決定できるように選ぶこと
・急激な線量勾配のない領域におくこと

従来型の対向2門照射法などの場合，ICRU基準点はビーム軸上で体厚中心に取られることが多かったが，現在は上記が満たされていればよい。密度が急激に変化するような場所は避ける（空気と軟部組織境界など）などの注意は必要である。

腫瘍制御はCTVの線量に依存するが，CTVの中心線量や最大・最小線量は正確には決定できないため，PTVの最大・最小線量，中心線量を代用する。最低限，以下のものは確実に記録しておかなければならない。

・ICRU基準点での線量
・PTV内の最大線量
・PTV内の最小線量

正常組織の晩期障害の可能性を計算するために，線量や分割を考慮するだけではなく，OARの照射される体積も考慮すべきである。それぞれのOARにおいて，許容できない線量が臓器の一部，もしくは全体に行われる時には，最大線量を記録し，耐容線量を超えた線量を受ける体積は線量体積ヒストグラム（Dose-Volume Histogram: DVH）で評価しなければならない。

IMRTでは線量は体積処方となるため，ICRU基準点はなくなり，最大線量や最小線量は意味をもたないことになる。Report 83では，これらに代わるものとして，線量の新たな定義がなされている。たとえば，$D_{2\%}$, D_{2cc}とは対象としている体積の2％や2ccが受ける線量のことであり，V_{20Gy}とは20Gy以上が投与される体積のことである。

定義からわかるように，単位が非常に重要であり，D_{95}やV_{20}のような形で使用することは避ける。IMRTでは，最小線量に対応するものとして$D_{98\%}$を，最大線量に代わるものとして$D_{2\%}$を，中央値線量として$D_{50\%}$を確実に記録しなければならない。

また，標的体積内同時ブースト（Simultaneous Integrated Boost: SIB）法のような計画を行う際には，線量処方の異なる各標的への線量情報を記録することが推奨される。線量評価はすべてDVHで行われるため，すべての体積に対するDVHの保管が必須である。線量処方は，放射線腫瘍医の意見が尊重されるが，一般的には処方線量は$D_{95\%}$，$D_{50\%}$などと一致させることが多い。

　DVHは，描出した輪郭の線量と体積の関係を確認できる。複数の治療計画を比較する場合にも有益である。DVHを有効に用いるためには，OARを正確に囲むことが重要である。いわゆる並列臓器，直列臓器，筒形臓器などは決まった方法で囲む必要がある。直腸のような筒形臓器では全体よりは壁の描出が重要であるし，直列臓器ではOARの周囲にPRVを設定することが重要である，PRVを設定するためのマージンは臨床的に決められるものであるため，CTVやPTVに重なるからといって変更してはならない。

　ただ，DVHは並列臓器の評価において有用ではあるが，直列臓器では使用できないか，極めて慎重に用いる必要があるし，また，輪郭化されていない部位は評価できない。必ずスライスごとの線量分布を確認し，予期せぬホットスポットや腫瘍内の低線量域がないことを確認しなければならない。特にIMRTにおいては慎重に行うべきである。CTVやOARに含まれない体積もRVRとして囲み線量制約を課すことで，このような見落としは避けることができる。

　IMRTでは標的体積の全体に同時に照射をするわけではないため，以前よりも動きに対する認識が重要である。すなわち，CTVやPTVは均一に照射されるわけではないことに留意すべきである。また，周囲正常組織への線量は以前よりも低いかもしれないが広範囲であることにも注意が必要である。

◆3.2.5 治療計画

　前項までの概念に従って，治療計画を実施する。保険診療上，放射線治療管理料を算定する場合には特別な場合を除いて線量分布図の作成と保管が求められている。近年の原体照射法，定位放射線照射法，強度変調放射線治療法など，いわゆる高精度放射線治療においては，三次元放射線治療計画が必須である。

　治療計画を行う場合には，治療時と同一の体位で計画を行うことが肝要である。精度の高い放射線治療を行うためには患者の固定は重要であり，たとえ画像誘導放射線治療の技術を駆使しても，不確実な固定では精度は担保できない。再現性を保つために，必要と考えられる症例では吸引式固定具を使用するとともに，頭頸部への照射ではシェルなどを用いることを考慮すべきである。体幹部定位放射線治療などの高精度照射においては，体幹部用の同様の固定具等を用いることが強く勧められる。

　線量分割法について標準分割法は存在しない。わが国では米国にならって週5回照射法を行う施設が多く，「60～70 Gy/30～35回/6～7週」という分割方法が根治照射法として広く用いられているが，英国にならって週4回照射法を採用

し,「50 〜 55 Gy/15 〜 20回/3 〜 5週」という分割法を根治線量として採用する施設もある。

　線量分割法は腫瘍の制御率と正常組織の急性反応,および,晩期有害事象と密接に関連するため,放射線治療の目的,部位,組織型,併用化学療法の有無と薬剤などに応じて,1回線量,総線量,分割回数,治療期間を適切に決定する必要がある。

　近年では,腫瘍と周囲正常組織の放射線に対する反応の差を利用する多分割照射法や,1回線量を増加させる寡分割照射法も検討されている。寡分割照射法では,照射回数,治療期間とも短縮される。脳転移などに対する定位手術的照射で照射回数は1回であり,肺がんなどに対する体幹部定位放射線治療では,4 〜 8回程度で行われることが多い。1回線量は極めて多く,正常組織の晩期有害事象に与える影響が増大するので総線量の設定には十分な検討が必要である。また,最近では,喉頭がん,乳がん,前立腺がんなどにおいても,1回線量を10 〜 20％増加させて治療期間を短縮する短期照射の試みがなされている。

　放射線治療計画において,以前は「体内はすべて水と等価な密度である」との仮定のもとで,吸収線量が計算されていた。しかし,体内には空気や骨など明らかに密度の異なる物質が混在しており,この仮定はなりたたない。詳細は「2.6.2 治療計画：不均質補正線量計算アルゴリズム（☞65ページ）」を参照されたいが,重要なことは,各施設で採用している線量計算手法に関して,医師のみならず診療放射線技師,医学物理士等と連携して情報を共有し,全スタッフ合意のもとでのアルゴリズムの選択であり,実測との比較において検討すべきである。

　治療計画はいわば外科医のメスに匹敵するものである。腫瘍の制御も,有害事象の発生もこのプロセスでほぼすべて決定するといっても過言ではない。十分な情報のもとで治療計画を行うことが重要である。

　医学は,数学とは異なり,唯一絶対の解は存在しない。将来の発展に伴い,現在の医療を評価することでのみ医学は進歩する。その意味からも,定義に則り,治療計画を記録しておくことの重要性を認識する必要がある。

【参考文献】
1) International Commission on Radiation Units and Measurements（ICRU）Report 62, Prescribing, Recording and Reporting Photon Beam Therapy（Supplement to ICRU Report 50）, ICRU Publications, Bethesda, U.S.A. 1999.
2) International Commission on Radiation Units and Measurements（ICRU）Report 50, Prescribing, Recording and Reporting Photon Beam Therapy, ICRU Publications, Bethesda, U.S.A. 1993.
3) International Commission on Radiation Units and Measurements（ICRU）Report 83, Prescribing, Recording and Reporting Photon-Beam Intensity-Modulated Radiation Therapy（IMRT）. Journal of ICRU, 2010; 10.
4) 小久保雅樹. 大西　洋, 唐澤久美子編. がん・放射線療法2010. 篠原出版新社, 2010.
5) 日本放射線腫瘍学会編. 放射線治療計画ガイドライン2012年版. 金原出版, 2012.

3.3 治療効果と正常組織反応の評価（治療中，治療後）

◆3.3.1 治療中の診察と経過観察

　一般的には，放射線治療期間中には，少なくとも週1回は自覚症状や他覚所見を基に治療効果や正常組織の急性反応の評価を行い，必要に応じて血液検査や画像検査を行うことが推奨されてきた。しかしながら，保険診療上は，放射線治療期間中は医師が毎日診察し治療継続を判断することが原則である。外来放射線照射診療料の算定を所轄の地方厚生局に届け出ている施設では，医師による診察は週1回で，2日目以降は看護師や診療放射線技師が患者の状態を観察し記録することが認められている。

　放射線治療後の定期受診は，治療後6か月目までは1～2か月間隔，6か月から治療後2年までは2～3か月間隔，その後は3～6か月間隔とすることを勧める。長期生存例については，5年目以降も経過観察することが望ましいが，予後調査などで代用してもよい。

　治療後の効果判定や正常組織の晩期反応の判定時期は，疾患の種類や治療の内容，治療スケジュールによって患者毎に決めるものであるが，同一疾患，同一病態については，ガイドライン等を参考に施設で共通のプロトコールを決めておくことが望ましい。治療効果の判定は，治療後1か月，3か月，6か月，12か月，その後は6か月から12か月ごとに実施するのが一般的である。

　経過観察は可能な限り，患者自身に定期受診してもらうことが基本である。がん診療拠点病院やそれに準じる基幹病院では，地域の連携医療機関（かかりつけ医）とがん地域連携クリティカルパスを確立することは，放射線治療患者の効率的な経過観察の一助となる。

　経過観察中に行う検査は，放射線治療効果の判定，有害事象の判定，遠隔転移の診断など，目的によって適切な検査法を選択しなければならない。画像診断による放射線治療効果の判定はX線CTで行うのが一般的であるが，病態や疾患によってはMRIやPET検査，内視鏡検査が有用なことがある。一部の悪性リンパ腫（びまん性大細胞型B細胞性リンパ腫やホジキン病）では，PET検査が効果判定法に採用されている。遠隔転移の早期発見のために頻繁に画像診断を行うことは慎むべきべきであり，病態に応じて適切に検査間隔を設定する。

◆3.3.2 治療効果の判定

　腫瘍に対する放射線治療の効果を評価する方法として，下記のものがある。

（1）実測や画像診断による腫瘍縮小効果（直接的効果判定ともいう）
（2）生検や手術による病理組織学的変化
（3）腫瘍マーカの変化

(4) FDG-PETなどによる機能画像検査
(5) 全身状態（Performance statusなど）や自覚症状の変化（疼痛スケールなど）
(6) 生活の質（QOL）の評価
などがある。

　根治的放射線治療の主な目的はがんの局所制御であり，局所制御の改善が患者の生存期間の延長につながることは，多くの臨床試験で示されている。腫瘍サイズと局所制御に要する線量の関係は，放射線腫瘍学の中心的課題であり，この記載はできるだけ正確を期することが望まれる。一方，放射線治療後に腫瘍が完全に消失したどうかの判定は困難なことがあり，患者の生存期間中に腫瘍が再増殖しない場合も局所制御に含めることがある。この点は，外科治療や薬物治療の分野から見ると誤解を招きやすく，放射線治療後の局所制御を評価するためには，治療後の十分な観察期間と薬物治療とも互換性のある効果判定基準を用いる必要がある。

　また，治療法や治療目的に関わらず，がん患者の自覚的改善度やQOLを総合的に評価することも必要である。実臨床では自作の調査表を用いて評価することも許容されるが，施設間の比較や論文発表する場合には，信頼性，妥当性，再現性が確認された調査表を用いることが求められる。

3.3.2.1 腫瘍サイズの測定法

　腫瘍サイズの測定法としては，腫瘍体積，腫瘍面積，腫瘍径がある。放射線生物学の立場からは，腫瘍体積を測定することが本質的と考えられる。

　腫瘍体積は画像解析ソフトを用いれば比較的容易に測定可能である。簡便法としては，腫瘍の3径から以下の換算式を用いて腫瘍体積を求めることができる。

V（体積）$= \pi/6 \times$（平均腫瘍径）^{3}
V（体積）$= \pi/6 \times$ 長さ $\times$（幅）^{2}
V（体積）$= \pi/6 \times$ 長さ $\times$ 幅 $\times$ 高さ

　腫瘍面積はこれまでの歴史的背景をふまえると，「腫瘍最大径とそれに直交する最大径の積」として換算するのが妥当である。腫瘍径は，腫瘍最大径とするのが一般的である。

　臨床的に腫瘍体積を求めることは煩雑で，簡便法では再現性に問題があるため，腫瘍面積や腫瘍径で代替えされてきた。

3.3.2.2 放射線治療効果判定基準

　歴史的には，1981年に世界保健機関（WHO）から固形がんの腫瘍縮小効果の判定基準（WHO基準）が発表された[1]。わが国でもWHO基準に従って1992年

に「固形がん放射線療法直接効果判定基準」(日癌治27:1687-1700, 1992)が発表され，2000年の『JASTRO Quality Assuarance（QA）ガイドライン 2000』にも採用された。

　WHO基準は測定可能病変や測定不能病変の定義を巡り混乱を生じたため，2000年に「固形がんにおける効果判定の新基準（RECIST ver1.0）」が発表された。RECISTでは腫瘍サイズの測定法として，2方向ではなく1方向（最大径）を採用し，測定可能病変の定義を明確にしたことが特徴的であった。わが国の日本臨床研究腫瘍グループ（JCOG）では「RECIST ver1.0」の日本語訳を作成し，臨床研究を行う際の基準とした。

　これを受けて，日本癌治療学会では，2003年に「固形癌化学療法の臨床効果判定基準」を廃止し，「RECISTガイドライン JCOG日本語訳版」を採用した。その後，RECISTガイドラインは2009年に改訂版が発表され[2]，JCOGのホームページで「固形がんの治療効果判定のための新ガイドライン（RECISTガイドライン）-改訂版version1.1日本語訳」として公表されている[3]。

　このような経緯をふまえ，放射線治療の効果判定基準として，臨床試験においては「RECISTガイドラインver1.1」を採用することを強く推奨する。実地臨床においても「RECISTガイドラインver1.1」を用いることが望ましい。

参考

　固形がんの腫瘍縮小効果の判定規準（WHO規準）では，腫瘍サイズを「腫瘍最大径とそれに直交する最大径の積」と定義し，複数の病変があるときには「それぞれの積の総和」を求め，治療後の縮小率を以下の式で算出した。

縮小率（％）=（治療前の積 - 治療後の積）÷ 治療前の積 × 100

　縮小率に基づいて，著効（CR：腫瘍が消失），有効（PR：縮小率50％以上），不変（NC：縮小率50％以下，25％未満の増大），進行（PD：25％以上の増大または新病変の出現）と定義した。CR，PR，NCでは新病変が出現していない状態が4週以上持続することを条件とした。1方向のみ測定可能病変では，効果判定基準を「PRは縮小率30％以上，NCは縮小率30％以下または25％以下の増大」と定義した。

3.3.2.3　固形がんの治療効果判定のための新ガイドライン（RECISTガイドライン）——改訂版 version 1.1（JCOG 日本語訳）の概要

　RECISTガイドラインの留意点をまとめると以下のようになる。
（1）病変が測定可能か測定不能かは病変の大きさによって決定する。大きさの測定にはCTを用いることが勧められる（場合によってはMRIも可）。
（2）大きさの測定は一方向で行う。腫瘍病変ではCTの横断割面の最大径，リンパ節病変では短径を測定する。

(3) 標的病変（すなわち，測定可能病変）は，腫瘍病変では最大径10 mm以上，リンパ節病変では短径15 mm以上と定義する。
(4) 標的病変が複数あるときには，効果判定に用いる標的病変は最大5個（各臓器について最大2個まで）とする。
(5) 効果判定は標的病変では大きさの径和を用いて行う。総合評価には非標的病変の効果判定も含める。総合評価は，治療中，治療後の各時点で行うことができる。
(6) 腫瘍量の3次元的評価，PETやMRIによる機能画像評価などによる効果判定は，標準化やエビデンスが十分でないため，今回の改訂には取り入れず，今後の課題とする。

3.3.2.4 その他の効果判定基準

悪性脳腫瘍や悪性リンパ腫，前立腺がんでは独自の効果判定基準が発表されている。脳腫瘍ではRECISTガイドラインを用いてもよいとされている。

悪性リンパ腫の治療効果判定は，Chesonらによって1999年に最初の国際ワークショップ規準が発表され，2007年には改訂版[4]が公表され，日本の造血器腫瘍取扱い規約にも採用されている。その内容の概略は，CT断面で最大径15 mm以上の腫大リンパ節を測定可能病変とし，病変の二方向積和（SPD: sum of the products of the greatest diameters）を求め，その縮小・増大割合とFDG-PETの集積の有無により，完全奏効（CR），部分奏効（PR），安定（SD），PD（進行）を判定する。

残存病変のサイズにかかわらず，治療後のFDG-PETが陰性となれば完全奏効（CR）とする。部分奏効（PR）は，治療前PET陽性例では，CTで病変の二方向積和が50％以上縮小し，かつ1つ以上の病変でPETが陽性であることとする。治療前PET陰性または未施行例では，二方向積和が50％以上縮小することをPRとする。詳細については，原著または造血器腫瘍取扱い規約を参照されたい。

FDG-PETの施行時期については，化学療法では治療終了から最低3週（なるべく6から8週）あけて施行する。また，放射線治療後にも最低3週（なるべく8から12週）あけて実施するように勧告されている。

前立腺がんでは，外部照射（単独またはホルモン療法併用）施行後の効果判定には，腫瘍マーカのPSAを用いる"生化学的再発"が用いられている[5]。すなわち，外部照射後のPSA nadir値（PSAの最低値）から2ng/mL以上の上昇をみることが，生化学的再発に対する現時点での標準的定義（Phoenix定義）である。再発日は上昇が確認された日（"at call"）と定義されている。

3.3.2.5 組織学的効果判定

放射線治療や薬物治療後の組織学的効果判定は，大星・下里分類（Simizato Y, et al. Jpn J Clin Oncol 1: 19-35, 1971）を原型とし，胃がん，乳がん，頭頸部

がん，食道がんなどの「取扱い規約」に基準が掲載されている。

3.3.2.6 自覚的改善度の評価

　骨転移などの疼痛緩和目的の放射線治療では，治療効果判定の意味で，疼痛の強さや程度を治療前に評価しておくことが重要である。日本緩和医療学会では，痛みの強さの評価法として，Numerical Rating Scale（NRS），Visual Analogue Scale（VAS），Verbal Rating Scale（VRS）を挙げ，一般的にはNRSが推奨されるとしている[6]。NRSは，痛みが全くないことを「0」，考えられるなかで最悪の痛みを「10」として，痛みの点数を答えてもらうものである。

　VASは，100 mmの線の左端を「痛みなし」，右端を「最悪の痛み」とし，患者に痛みの程度を表すところに印を付けてもらうものである。VRSは3段階から5段階の痛みの強さを表す言葉を数字の順に並べ，痛みを評価するものである（例：痛みなし，少し痛い，痛い，かなり痛い，耐えられないくらい痛い）。

　Faces Pain Scale（いわゆるフェース・スケール）は，痛み以外の気分を反映する可能性や段階が少なく，痛みを詳細に評価できない可能性があることなどの問題点が指摘されている。

【参考文献】
1) Miller AB, Hoogstraten B, Staquet M, et al. Reporting results of cancer treatment. Cancer. 1981; 47（1）: 207-14.
2) Eisenhauer EA, Therasse P, Bogaerts J, et al. New response evaluation criteria in solid tumours: revised RECIST guideline (version 1.1). Eur J Cancer. 2009; 45（2）: 228-47.
3) 固形がんの治療効果判定のための新ガイドライン（RECIST ガイドライン）－改訂版 version 1.1―日本語訳JCOG版― ver1.0.（http://www.jcog.jp/doctor/tool/recistv11.html）
4) Cheson BD, et al. Revised Response Criteria for Malignant Lymphoma. J Clin Oncol 25：579-58, 2007
5) Roach M 3rd, Hanks G, Thames H Jr, et al. Defining biochemical failure following radiotherapy with or without hormonal therapy in men with clinically localized prostate cancer: recommendations of the RTOG-ASTRO Phoenix Consensus Conference. Int J Radiat Oncol Biol Phys. 2006; 65（4）: 965-74.
6) 日本緩和医療学会．がん疼痛の薬物療法に関するガイドライン2014年版．金原出版，2014.

◆3.3.3 急性反応と晩期反応

定義

　従来よりも高い線量を安全に照射することが可能になり，制御率，治癒率とともに，生存率も向上した結果，今日，がん治療は治癒の質が問われる時代になった。治療の質を評価するため急性反応と晩期反応を正確に評価し，記載しなければならない。

　放射線治療中，あるいは終了後早期に，照射に関連して正常組織・臓器に起こる症状や変化を急性反応と呼ぶ。また治療終了後数ヵ月から数年を経過してから

起こる症状や変化を「晩期反応（遅発性放射線反応）」と呼び，これらは区別される。

急性反応には，耳下腺が照射野に含まれているときに起こる耳下腺痛のように初回照射の数時間後に起こるものや，放射線宿酔のように照射開始後数日までに起こるようなものもあるが，一般に通常分割の場合には累積線量に応じて発症し，徐々に反応が強くなる。放射線宿酔のように急性反応は治療中に軽快するものもあるが，多くの場合は照射が終了して数日から数週間で軽快するのが一般的であり，症状や変化は完全に消失することが多い。

しかしながら，放射線肺臓炎から肺線維症への変化のように，急性反応から晩期反応へ徐々に移行するような場合もあり，ある時期までは急性反応，ある時期以降は晩期反応として取り扱わなければならないこともある。このような場合，どの時点から晩期反応として扱うか――その区別は極めて困難であるが，一般的には放射線治療開始後（終了後ではないことに注意）から90日以内に起こった変化や症状を急性反応と定義し，その時点以降を晩期反応と定義する。

反応の記載

放射線治療による急性反応は，照射体積内の組織・臓器に限定して発症する局所反応が主なものであるが，骨髄抑制，食欲不振，全身倦怠感などの全身反応を起こすこともある。これらの反応は予定通りに照射ができるかどうかの重要な因子であるため，共通の尺度で評価し，記載する必要がある。

一方，晩期反応は多くは消失したり，軽快したりすることがないため，患者のQOLに与える影響が極めて大きい。したがって，腫瘍の局所制御とともに放射線治療の重要な結果の1つであり，こちらも共通の尺度で評価し，記載する必要がある。

局所反応は，放射線治療に特有な変化や症状のことが多いが，化学療法など他の治療法と共通のこともある。近年では根治療法では，化学放射線療法が多用されることが多く，全身反応が主となったり，化学療法により放射線治療の急性反応が修飾され，反応が強くなったするなど，異なる反応が見られることもある。

これらのことから，放射線治療の反応と，化学療法の反応との共通の尺度としてCommon Terminology Criteria for Adverse Effects（CTC-AE）が提唱されており，基本的にこの基準に従って反応を記載することが強く推奨される。

以前のCTC-AEは，全身的な症状や変化を中心に規定されていたため，局所治療である放射線治療の影響が及ぶ臓器や局所反応については不十分であった。そのため，急性反応では，RTOGの放射線治療による急性反応基準が，晩期反応ではSOMAスケール-LENTスコアが用いられることが多かったが，現在のCTC-AEは局所反応についても網羅されており，他の療法と比較する観点からもCTC-AEに準じて記載すべきである。

CTC-AEでは，それぞれの項目が正常範囲内にあるときを「Grade 0」とし，

その項目が直接死因につながった時を「Grade 5」とし，その間を「Grade 1～4」までに細分して評価する（Gradeは算用数字であり，ローマ数字ではないことに注意）。急性反応のGradeの評価は，放射線治療中は毎週，照射終了後は週に1度，または2週に1度行い，軽快するまで継続することが望ましい。

　晩期反応の評価も観察によって行う必要がある。放射線治療が終了した後もみずから患者の診察を続け，この評価を怠ってはならない。放射線治療の晩期有害事象は治癒した患者にこそ起こる。この事実は重く，長期にわたって経過観察を行う患者からしか学べないことがある。晩期反応の評価は放射線治療後一生涯にわたって継続しなければならないことがある。

【参考文献】
1) Common Terminology Criteria for Adverse Events（CTCAE）Version 4.0.,2009（v4.03: Jun. 14, 2010）（http://www.jcog.jp/doctor/tool/CTCAEv4J_20130409.pdf）

◆3.3.4 QOLの評価と記載法

3.3.4.1 QOLとその評価

　QOLには「生活の質」と「生命の質」の2通りの概念があり，前者は「日常生活での機能状態とその満足度」，後者は「自分の生きる意味，幸福感」を意味する。がん治療においては，この両者を同等に考える必要がある。また，QOLには肉体的，精神的，社会的，経済的，（スピリチュアル）な側面がある。

　放射線治療は小児から高齢者まで幅広い年齢層が治療対象となり，通院での治療が可能なこと，機能形態の温存を目指せることから「QOLを低下させない治療」といわれている。しかし，体調に大きな変化がなく予測された治療効果を得られたとしても，身体的な面だけでなく，精神的，社会的，経済的に影響を与える可能性がある。また晩期有害事象が発生した場合，治療中，治療直後にはなかった影響を受ける。

　放射線治療は，計画された期間に計画された線量を照射することで，最大限の治療効果が得られることから治療完遂が重要である。このため有害事象を最小限にすること，QOLを維持し低下を予防することは，治療効果を最大にするためにも大変重要である[1]。

　QOLの評価法は，QOL-RTI（全般用及び頭頸部用）[2]，EQ-5D[3]，SF-36[4]等の評価法がある。これらの評価を用いる際に注意すべき点は，点数化により変化を把握することはできるが，患者が何を大切に生きているか，生活しているかは個別性があり，単純に数値だけでは判断できない点である。緩和照射は，QOL向上のための治療である。治療中の体位による苦痛や強度の放射線宿酔症状など患者のQOLを著しく低下している場合，患者・家族がどの時期のQOLを優先するか相談・確認し，治療中断を検討することも必要である。

また苦痛軽減のためには，他職種への相談・依頼も検討する。つまりQOLを考えるためには多角的な検討が必要であり，医療者間の連携，患者・家族との信頼関係が重要である。

【参考文献】
1) 池上直己，他編集．臨床のためのＱＯＬ評価ハンドブック．医学書院，2001．
2) 唐沢久美子，他．（JASTRO QOL評価グーププQOL-RTI日本版（全般用及び頭頸部用モジュールの開発に関する研究臨床試用及び最終改び．日本放射線腫瘍学会誌．2002；13：185-193.
3) 日本語版EuroQol開発委員会．1998日本語版EuroQolの開発．医療と社会．8,109-123，(http://www.euroqol.org/eq-5d/what-is-eq-5d.html)
4) Ware JE Jr, Sherbourne CD. The MOS 36-item short-form health survey (SF-36). I. Conceptual framework and item selection. Med Care. 1992; 30 (6): 473-83. (http://www.sf-36.jp/What.htm)

3.3.4.2 QOLと患者ケア

医療機関の立地や機能により割合はさまざまであるが，放射線治療の特徴として，患者のうち相当数が外来治療として行うため，自己観察，セルフケア指導など，患者ケアの側面が重要となってきていることが挙げられる[1,2]。「外来放射線照射診療料」算定のための施設基準として，専従の看護師及び専従の診療放射線技師の配置，照射ごとの観察内容記載とその内容の医師への報告が必要とされている。

以下，QOLを維持しつつ照射を継続していくために患者ケアに求められる治療前・治療中および治療後の要点を挙げる。

1．治療開始前
①看護師は，医師の説明後の患者・家族の受け止めを確認，患者・家族の理解度やセルフケア能力，生活パターンを考慮し，観察項目やセルフケア指導内容など計画を立てる。有害事象の出現時期や頭頸部の放射線性皮膚炎などの対応について説明する。
②医師・看護師は，患者の痛みなど苦痛が強い場合は苦痛の軽減を図る。麻酔科医師，薬剤師，緩和ケア認定看護師，がん性疼痛看護認定看護師，緩和ケアチームなど多職種との連携も検討する。
③看護師・診療放射線技師は，放射線治療台の硬さや体位など放射線治療そのものによる苦痛はないか，軽減する方法はないか検討する。移動や治療中の危険や苦痛を予測し回避する方法を検討する。
④医療者は，通院治療の場合は患者の社会生活を考慮し，治療時間を相談・調整する。看護師は，患者が家族の十分な協力が得られない場合や経済的な心配がある場合など患者の背景を把握し，社会資源を紹介する。

2．治療中
①看護師は，有害事象を予測しながら照射野や有害事象の出現や変化の観察を

行う．また，観察と患者・家族とのコミュニケーションから，放射線治療や有害事象が日常生活にどのような影響を与えているか把握するよう努める．
②看護師・診療放射線技師は，観察した内容を記録し医師に報告する（外来放射線診療料を算定の場合は照射ごと）．
③看護師は，有害事象への対応ができているか確認し，患者・家族が取り組めるセルフケア方法を相談・指導する．照射野の保清など患者・家族に説明してもできない場合は，介助を検討する．
④看護師は，患者・家族が有害事象を受け容れられない・不安が強い場合など，傾聴の姿勢で関わる．医療者は，患者・家族に放射線治療の終了の目安や急性期有害事象の経過を伝え，放射線治療の進行状況を共有し，意欲の向上につなげる．

3．治療終了後

①医療者は，患者・家族炎対策など急性期有害，事象に関する継続期間の目安などの情報を伝え，患者・家族にセルフケアを継続するよう指導する．
②医療者は，患者・家族の不安や日常生活での希望を確認し対応方法を伝え，安心して生活できるよう支援する．患者・家族が医療者に聞きにくい内容もあるので，医療者は配慮して関わる必要がある．
③医療者は，患者・家族に治療終了後も受診の必要性を説明し，受診継続できるよう支援する．
④医師，看護師は，患者・家族に晩期有害事象を誘発しないための指導を行う．また，患者・家族には，他の疾患で放射線治療を行った病院以外を受診する場合，放射線治療を行ったことを医療者に伝えるよう指導する．医療者は，疾患が治癒しても放射線治療を行ったことを忘れないよう指導する．

【参考文献】
1）菱川良夫監修，藤本美生編．【看護の力でＱＯＬを向上させる！】放射線治療を受けるがん患者の看護ケア．日本看護協会出版会，2008．
2）黒田寿美恵，秋元典子．外来外照射開始前のがん患者が必要とする患者の内的世界―患者のセルフケアを促進する治療開始前の看護支援の検討―．日本がん看会誌27巻3号．2013，14－23．

3.4 治療成績の記載

◆3.4.1 はじめに

　他施設との治療結果の比較や臨床研究が正当に評価されるには，治療結果を共通の基準に沿って記載することが必要である。放射線治療成績の記載法としては，奏効率／消失率，奏効期間，再発率／増悪率，無増悪期間，生存率，生存期間，急性反応や遅発性有害事象の程度と出現率，QOL評価などがある。

　治療成績の記載にあたっては，『固形がんの治療効果判定のための新ガイドライン（RECISTガイドライン）[1]』，日本癌治療学会の「癌規約総論[2]」「臨床試験実施ガイドライン−第Ⅲ相試験を中心として[3]」に準拠する。生物統計の知識を学ぶには，e-ラーニングサイトの「ICR臨床研究入門[4]」が役立つ。日本癌治療学会の癌規約総論は入手困難であり，本ガイドラインの記載にあたっては，『頭頸部癌取扱い規約 第5版[5]』を参照した。

◆3.4.2 生存期間の起点

　生存時間や再発が起こるまでの時間の計算には起点と終点が必要なるが，起点となる日付には次のものなどがある。

（1）初発症候の出現日
（2）診断確定日
（3）試験治療に割り付けた日
（4）治療開始日（がん治療開始日・放射線治療開始日）

　終点となる日付には次のものなどがあり，これらの日付を明らかにしておく必要がある。

（5）完全奏功，部分奏効，進行奏効めた日
（6）再発，再燃と認めた日
（7）最終追跡日
（8）死亡日

　ランダム化比較試験では，対象患者を複数の治療群に割り付けた日を起点として解析することが多い。治療経過中の生存の状況（無病生存，担癌生存）や死因（原病死，治療関連死，他がん死，がん以外の他病死など）についても明らかにし，消息不明例はできる限り少なくする。

　転居などで，消息不明となった場合は，元の住所の管轄役所で転居先を調べるか，本籍地の役所に生死を照会するなどの方法があるが，各施設で法務省の許可

を得ることが必要であり，プライバシー保護には十分留意する。

2016年1月1日から施行される「がん登録等の推進に関する法律（がん登録法）」では，厚生労働大臣の管轄で「全国がん登録データベースの作成」と「予後調査」が行われる事になり，データを提出した医療機関では，病院管理者が請求すれば転帰情報が入手できるようになる。

以下，代表的な治療成績の記載法を簡単に解説する。

◆3.4.3 奏効率と消失率，奏効期間

放射線治療の奏効率（response rate），消失率（complete response rate: CR）は照射野内の病巣についてのみ奏効度を判定し，RECISTガイドラインに準拠して算出する。

- 奏効率＝((CR例＋PR例数)／適格例数)×100％
- 消失率＝(CR例数／適格例数)×100％

PRはpartial responseの略語で，部分奏功を意味する。これらの分母となる症例の選択基準はさまざまであり，患者の母集団に関する情報を参考として付記することが望ましい。また，放射線治療の奏効率を算出する場合には，原発巣がある症例と，原発巣が切除された症例とは区別して扱う。

奏効期間の終点は再発日であるが，起点については著効期間では「CR日」，有効期間では「PR日」，全奏効期間では「放射線治療開始日」と，それぞれ異なっている。

◆3.4.4 生存率と生存期間

放射線治療後の生存期間とは，当該放射線治療の開始日から死亡に至る期間である。生存率を計算する際には，全症例を対象とするのか，特定の条件を付与した患者を対象とするのかを明らかにしておく。原則として全死因について生存率を計算するが，放射線治療では高齢者が対象となることが多く，原病死と他病死を区別したい場合がある。

このような時には，明らかな他病死を脱落例や打ち切り例とした生存率の計算（原病生存率：cause specific survival rate）も可能ではあるが，全死因による結果と併せて報告する必要がある。原がん死とは，対象となるがんが体内のどこかに残存している場合に用いられ，直接死因が何であるかは問題とはしない。また，治療に伴う有害事象で死亡した場合も原がん死に含める。

具体的には，累積5年生存率（場合によっては1年や3年生存率）や死亡までの時間（生存期間）といった評価指標が汎用される。

◆3.4.5 再発の評価

3.4.5.1 再発および再燃の定義

再発（recurrence）は，治療後に消失したがんが再び出現することをいう。一方，再燃（relapse）は，厳密には治療後に残存していたがんが再増大した時に使用され，再発と同義語として用いられることも多い。

3.4.5.2 再発部位の定義

再発部位については，原発巣，所属リンパ節（regional lymph node），隣接リンパ節（juxta-regional lymph node），遠隔臓器に区分する。さらに，再発部位と放射線治療体積との関係から，照射野内再発と照射野外再発の区別が必要である。照射野内再発とは，計画標的体積内（PTV）からの再発と定義される。「照射野辺縁部再発」という用語が用いられることがあるが，PTVとの関係については明確な定義が困難である。

したがって，「照射野辺縁部再発」という用語を安易に使用することは避けるようにする。そのためにも，計画標的体積の記録と保存が必要である。欧米では，原発巣と所属リンパ節再発に対して「locoregional recurrence」という用語がしばしば用いられている。

3.4.5.3 再発率と再発をイベントとする生存期間

放射線治療では，再発をイベントとして評価する方法として次のものがある。
①累積再発率
②累積局所制御率（cumulative local control rate）

累積再発率は，照射野内外を問わず再発をイベントとして扱う。累積局所制御率は照射野内（計画標的体積内）の再発のみをイベントとして扱うもので，再発を死亡として生存率と同様に計算できる。再発率，局所制御率ともに，期間中の他病死は打ち切り例として扱ってよいが，その旨を記載しておく。

抗がん薬を含む治療法では，効果としてPRやSDが多いため，下記のような評価法が用いられている。放射線治療でもこれらの評価法を用いることができるが，それぞれの評価法に含むべきイベントには注意を払う必要がある。

・無再発生存期間（relapse-free survival/recurrence-free survival; RFS）
　　イベントは再発と死亡
・無病生存期間（disease-free survival; DFS）
　　イベントは再発，死亡および二次がんの診断
・無増悪生存期間（progression-free survival；PFS）

イベントは増悪と死亡
・無増悪期間（time to progression：TTP）
　　イベントは増悪と死亡，ただし他病死は打ち切り
・治療成功期間（time to treatment failure：TTF）
　　イベントは毒性中止も含む治療中止，増悪，死亡

◆3.4.6　生存時間解析

　生存時間解析とは，あるイベントが発生するまでの時間を対象とした解析の総称である。ここでいうイベントとは，死亡だけでなく，再発や増悪などと考えることもできる。したがって，3.4.4および3.4.5で紹介した生存期間や無再発生存期間などにも応用できる。

　一般に累積生存率の計算には，Kaplan—Meier法が用いられる。また，生存期間の中央値（50％生存期間）とその95％信頼区間も有用な指標である。打ち切り例がある場合には，Kaplan—Meier生存曲線の上に印をつけるか，リスク集合としてある時点まで追跡されている症例数を記載する。

　2群以上の生存曲線を比較するための統計的な検定方法としては，ログランク検定（Log-rank test）が一般的であるが，一般化Wilcoxon検定を用いることもある。検定における有意水準は両側0.05を用いる事が一般的で，$p<0.05$の時に「有意差あり」と判断する。p値は複数の検定法を用いて，結果の安定性を確認することも有用である。

　複数の予後因子を考慮して群間での治療成績を定量的に評価しなければならない時には，Coxの比例ハザードモデルに基づく方法が有用な解析方法である。この方法を用いることでハザード比とその95％信頼区間を推定できる（ハザードとは，ある一定の観察期間内にどの程度のイベントが発生するかを示す指標）。ハザード比により，イベントに対するリスクの増減を定量的に推測できる。また，群間での予後因子の不均衡を調整した生存率を求めることもできる。

　これらの生存時間解析には，SAS，SPSS，STATA，JMPなどの信頼性の高い統計ソフトを用いることが推奨される。最近では，RやEZR（Easy R）などのフリーソフトも開発されている。

【参考文献】
1) 固形がんの治療効果判定のための新ガイドライン（RECIST ガイドライン）―改訂版 version 1.1―日本語訳JCOG版 ver.1.0.（http://www.jcog.jp/doctor/tool/RECISTv11J_20100810.pdf）
2) 日本癌治療学会．日本癌治療学会・癌規約総論．金原出版，1991．
3) 日本癌治療学会．臨床試験委員会．臨床試験実施ガイドライン．金原出版，2013．
4) ICR臨床研究入門．（http://www.icrweb.jp/）
5) 日本頭頸部学会．頭頸部癌取扱い規約 第5版．金原出版，2012．
6) 国立がん研究センター．コホート生存率表について．
　　（http://ganjoho.jp/reg_stat/statistics/qa_words/cohort01.html）

3.5 記録とデータ保存

◆3.5.1 診療録と照射録

3.5.1.1 背景，統一された記録の必要性

　放射線治療が扱う悪性腫瘍，良性疾患は多岐にわたり，各領域でその取扱いがことなることも管理を難しくしている。最近10年で治療の高精度化が進み，診療録および照射録は，従来の紙ベースよりも電子情報によって管理される場面が多くなっているが，臨床で必要なのは，統一された概念，用語に基づく診療録・照射録の記載である。

　診療録に関して，最近では治療の効果判定に「RECISTの基準」，有害事象の評価には「CTCAEの基準」が用いられるようになり，定着しつつある。記録の基準の統一という観点においては，できるだけこれらに基づく記載が推奨される。診療録には，適応の判断となった根拠，効果判定，有害事象等，必要な事項を漏れなく記載する。

　照射録は，「診療放射線技師法第28条」により，法令上保存が求められている書類の一部である。放射線治療における照射録は，（A）照射の処方に関する記録，（B）照射の実施結果の記録に関わるものに大別される。診療放射線技師法施行規則により，照射録には，「1.照射を受けた者の氏名，性別及び年齢」，「2.照射の年月日」，「3.照射の方法（具体的にかつ精細に記載すること。）」，「4.指示を受けた医師または歯科医師の氏名及びその指示の内容」を記載することとなっている。診療録，照射録は医師法，医療法で規定される保存年限を満たすことが必要である。しかし，放射線治療に関するものは画像も含め永久保存すべきである。

　患者記録は，新たな病変が発生し放射線治療が考慮されたとき，晩期有害事象が発生した際の診療に必要な資料となる。診療録の標準化は診療上の問題点の明確化，医療過誤等発生の防止にも寄与すると考えられる。将来的に記載項目が一意に正確性を以て伝達可能な資料であるよう，とくに年号については西暦，元号の表記，数値については単位・物理量等を明示的に記載するよう配慮が必要である。本章では診療記録の記載事項の必要事項をできるだけ一般に用いられる用語，基準を用いるよう心掛け以下に記載項目を例示した。

3.5.1.2 照射録の記載項目

放射線治療指示書（例）

記載A（照射の処方に関する記録）
1．患者情報

1. 氏名
2. 患者ID
3. カルテ番号
4. 生年月日
5. 性別
6. 年齢
7. 担当医師（主治医，依頼医）
8. 疾患名，臨床病期，病理組織型
9. 患者状態（PS）
10. 治療方針と併用療法
    A）治療方針
    ①根治的照射：治癒を期待する照射
    ②緩和照射：
    1．姑息的照射：治癒は期待できないが，局所治療により延命や症状の出現を抑制できると考えて行う治療
    2．対症照射：腫瘍による症状の軽減を目的として行う治療

    ③その他
    予防照射
    B）併用療法
    照射単独，手術と併用（術前照射，術中照射，術後照射），薬物療法と併用（同時，照射前，照射後），手術および薬物療法と併用，ハイパーサーミア
    その他の治療との併用
    増感剤，防護剤，免疫療法，その他放射線治療との相互作用が考えられる治療との併用の際に明記する。
2．照射パラメータ
  1. 照射部位
     ICDコード
     原発，所属リンパ節，遠隔転移，その他
  2. 照射装置
  3. 線質/エネルギー
     X線，電子線，粒子線，その他（使用エネルギー他を記載）
  4. 照射方法
     A）外部照射：固定照射（一門，対向二門，非対向二門，3門，4門以上），回転照射，IMRT，TBI，TLI，定位照射，術中照射
     B）密封線源治療：腔内照射，組織内照射
     C）非密封線源治療

5. 治療計画
    A）治療計画番号
    B）照射門番号
        1. ガントリ角度，寝台角度，コリメータ角度
        2. 照野寸法
            Xjaw（X1，X2）Yjaw（Y1，Y2）
            MLCの有無等
        3. ウエッジフィルタ（Physical, Dynamic）の有無，ウェッジ角度・挿入方向
        4. 寝台補正の有無
        5. 補償フィルタ，ボーラス等の有無，厚さ
        6. SAD，SSD
        7. 深度（実効，実寸）
        8. 不均質組織補正の有無，線量計算アルゴリズム（バージョン）
        9. TMR，PDD
        10. IMRTの場合Segment数など
        11. 線量処方（Isocenter処方，$D_{95\%}$処方など）
    C）線量率，回転角度等に関する記述
    D）モニタユニット値（MU）
    E）患者移動方法
    F）患者治療体位
        （ア）補助具に関する記述
            ①固定具，枕，用意すべき補助装具
        （イ）患者固定，呼吸性移動対応，その他照射時の備考
    G）標的基準線量
    複数の指示点，特殊な指示点の場合はそれを明示
    H）計画総線量
    I）照射回数
    J）回数／週，日
    K）治療開始日および治療終了日（治療期間）
    L）変更予定・履歴
3．特記事項
4．記載／承認者名・職種
    A）治療計画CT，その他の治療計画時に用いた画像撮影者／指示医師
    B）GTV，CTV決定医師
    C）治療計画者
    D）計画確認者
        （ア）モニタユニット値確認

（イ）RTIS登録確認
　　（ウ）Setupパラメータ確認
　E）治療計画承認者/処方医

記載B（照射の実施結果に関する記録）
1. 患者氏名，性別，年齢
2. 患者ID
3. 治療日数
4. 治療の年月日
5. 照射部位
　　（ア）処方ID
　　（イ）照射門番号，識別子
6. 回数
7. 一回線量
8. 積算線量
9. 計画MU
10. 実照射MU
11. 治療担当者名（診療放射線技師・医師）
12. 照合画像撮影の有無，方法および撮影枚数等の記録
13. 照射位置照合/照射指示・確認医師
14. 備考

【参考文献】
1) Therasse P, Arbuck SG, Eisenhauer EA, et al. New guidelines to evaluate the response to treatment in solid tumors. European Organization for Research and Treatment of Cancer, National Cancer Institute of the United States, National Cancer Institute of Canada. J Natl Cancer Inst. 2000; 92（3）: 205-16.
2) 固形がんの治療効果判定のための新ガイドライン（RECIST ガイドライン）－改訂版 version 1.1― 日本語訳JCOG版― ver1.0.（http://www.jcog.jp/doctor/tool/recistv11.html）
3) 有害事象共通用語規準v4.0日本語訳JCOG版Common Toxicity Criteria, Version2.0 Publish Date April 30, 1999.（http://www.jcog.jp/）
4) The Clinical Evaluation of Chemotherapeutic Agents in Cancer. In: MacLeod CM（Ed），Evaluation of Chemotherapeutic Agents. Columbia Univ Press. p196.
5) International Classification of Diseases for Oncology, 3rd Edition (ICD-O-3).
6) 診療放射線技師法（昭和26年6月11日法律第226号，平成21年4月22日改正）
7) 診療放射線技師法施行規則（昭和26年8月9日厚生省令第33号，平成25年1月9日改正）
8) 厚生労働省保険局　保医発0305第3号（平成26年3月5日）

◆3.5.2 治療データの電子保存

3.5.2.1 背景

厚生省平成11年4月通知「診療録等の電子媒体による保存について[1]」および厚生労働省平成14年3月通知「診療録等の保存を行う場所について[2]」により，電子媒体による診療録等の保存要件が明確化された。具体的には，医療に関わる情報を扱う全ての情報システムと，それらのシステムの導入・運用・利用・保守・廃棄に関する「医療情報システムの安全管理に関するガイドライン[3]」（最新版は第4.2版）に基づき，病院情報システム（HIS）・電子カルテシステムや放射線治療情報システム（RTIS）などの導入と診療録および照射録の電子化の普及が進んでいる。

放射線治療部門ではRTISを筆頭に，放射線診断情報システム（診断RIS），放射線画像情報システム（PACS），治療計画システム（TPS）及び放射線治療装置間のネットワーク経由による電子データの適切な"連携"が，より複雑化した放射線治療のワークフローを滞りなく実施するための鍵となっている。

RTISは一般に「治療RIS」ともいわれているが，本ガイドラインでより妥当な用語としてRTIS（Radiotherapy Treatment Information System）を使用する。またここでの"連携"とは，利用者認証の共有を含む「各情報システムやそれらにネットワークを介して接続された機器間のデータ・フォーマットの授受において，利用者の余剰な行為なしに互換性を満たす」という意味である。

適切な連携により，電子化は，有効で効率的な臨床サービスと放射線治療品筆管理の実施，安全文化の共有，他科専門チームへの簡便で正確なコンサルティング，研究や新規開発につながるデータベースの構築など，計り知れない利益をもたらす[4-6]。一方で，適切な連携がなされないことによって，データの散乱や各データベースへの多重入力による矛盾や負担増加が起こり得る。このように電子媒体への移行が医療従事者の労力を増やしてしまうようなことはあってはならない。また，整備に掛かるコストや個人情報漏洩の危険性の増大などは，電子化への移行に伴う不利益な面といえる。

一方，電子化に伴うコンピュータ技術や知識の習得や教育指導，Information Technology（IT）管理者の採用や育成に掛かるコストや労力は，将来的な有益性の観点から，不利益とみなすべきではない。

以下では，放射線治療に関わる医師，診療放射線技師，医学物理士，看護師，受付など全てのスタッフ分野をカバーするRTISを中心に，電子化に際する管理と，他電子媒体システムとの相互連携における検討項目について記す。RTISで登録すべき項目についてはすでに前節で述べているので，そちらを参照されたい。

3.5.2.2 電子化移行時の検討事項

構成

　理想的には，放射線治療情報はデータ変換や余剰なデータ入力がなされることなしにRTISに直接集約されるべきであり，もしその一部でも不可能であった場合には，その原因と解決のための努力がなされるべきである。

　RTISサーバーは発熱量も多く電力も消費する。また，パフォーマンスがネットワーク速度に依存することも勘案し，空調管理され，電力・情報コンセントが潤沢であるサーバールームにおける管理が望ましい。しかし，既設のサーバールームが放射線治療現場から離れた場所にある場合，保守や修理等において不便となることもあり，サーバールームを放射線治療部門内に設置することも検討すべきである。RTIS導入によるデータ集約は，放射線治療部門内のネットワークの整備，もしくはその再構築をするのに良い機会でもある。

運用

　放射線治療における一連の情報の流れをプロセス・マップにより明確にし，医師・診療放射線技師・医学物理士・看護師・受付それぞれの役割を理解・分担し，必要であれば相互のダブルチェック項目を徹底することを推奨する。RTISは，ある患者の情報の流れがプロセス・マップのどの状況にあるのかを示すことができ，次のアクションはだれによってなされるべきかを知らせることも可能である。こうしたRTISの運用については，すでに運用されている先行施設への見学や実地講習を通して予め検討しておくこと，また，運用後も適宜検討する場を設けることを強く推奨する。

管理者

　RTISのシステム管理とセキュリティ管理の施設責任者を定めることは，電子媒体を安全で強固且つ利便性の高いものとする上で必須である。責任者は，IT専門のコンサルタントであることが望ましい。責任者は，RTISのみではなく，ネットワークで連携するすべての放射線治療システムと，情報の流れを把握していることが必要であり，放射線治療部門に専従として配置されるべきである。

　責任者は，システムバックアップ（ミラーリングや日／週／月別に応じたデータ移行），権限の管理（ユーザー登録，様式の変更など），データ管理（ディスク容量に応じたデータの削除と復元），バージョンアップ時の旧バージョンとの整合性と他のシステムとの連携確認やセキュリティ管理，などに関して責任を持つ。管理者の情報保護責任，システム提供側との責任分界などに関しては「医療情報システムの安全管理に関するガイドライン第4.2版[3]」を参照されたい。

連携

　放射線治療情報の集約するために，放射線治療装置，TPS，PACS，部門のファイルサーバーやその他放射線治療に関連する機器とのネットワークを介した連携を確立しなければならない。ベンダー間の連携を要することが多く，導入前に

各ベンダーとの打ち合わせが必須である．また，過去のデータの移行についても担保すべきである．

一般にRTISのPC端末は放射線治療部門のみに配布され，病院全体に配布されることはない．他科間とのレポーティングや，放射線治療部門以外の医療従事者が放射線治療情報を得るためには，院内WEBシステムやHIS・電子カルテシステムを介してのやりとりとなる．

また，会計をオンライン化するには，医事・会計システムとの連携も必須である．RTISの導入（及び保守やシステムの変更）の際には，こうした病院内の情報システムとの通信インターフェースに関する各メーカー，病院情報部門との綿密な打ち合わせが要求される．

表4.1 システム連携の検討項目

HIS・RTIS連携の検討項目の例	利用者認証，端末相乗り可否，患者情報・治療依頼と受付・実施，治療計画CTの撮影予約・受付・実施，照合撮影予約・受付・実施，照射予約・受付・実施・実績（会計情報含む）・コメント，診察予約，治療報告作成通知，照射録／レポート
TPS・RTIS連携の検討項目の例	患者情報，照射Field情報，独立検証（患者QA含む）
放射線治療装置・RTIS連携の検討項目の例	患者情報・認証，照射実施・使用実績情報

3.5.2.3 統一ルール／相互運用と標準化

医療情報では，HL7（Health Level 7）やDICOM（Digital Imaging and Communications in Medicine）が国際的な標準であり，日本では保健医療福祉情報システム工業会（JAHIS）が定める標準データ交換規約が用いられる．放射線治療分野でも治療計画，CT，MRI等の画像データ，Structure情報，線量分布は，互換性の観点からDICOM規格で保存されることが望ましい．また，Structure名称の未ルール化は電子データの活用の妨げに成り得るため，文献[7]を参考にするなど，明確な基準で統一化されたルールに則った運用が望ましい．

3.5.2.4 照射録のペーパーレス化

照射録の電子保存を行うための条件は，電子保存の3条件（見読性，真正性，保存性）が確保されていることと，照射録への医師の電子署名法に基づく電子署名がなされていることの2点である（詳細は「放射線管理諸記録を電子保存するための法規制等の概要について[8]」「公的文書の電子保存および電子署名に関する現状と課題[9]」を参照されたい）．

これらに関しては，RTIS上において厳密に整備がなされているとはいえないため，施設ごとに運用規定を設けることとともに，医療監視の担当官に予め相談の上，ペーパーレスへの移行を判断すること．また，紙媒体との併用期間を設け

る等，紙媒体の廃止によって問題が生じないことを検証した上で，電子媒体のみの体制に移行することを推奨する。

【参考文献】
1) 診療録等の電子媒体による保存について（平成11年4月22日付健政発第517号・医薬発第587号・保発第82号厚生省健康政策局長・医薬安全局長・保険局長連名通知）
2) 診療録等の保存を行う場所について（平成14年3月29日付け医政発0329003号・保発第0329001号厚生労働省医政局長・保険局長連名通知，平成17年3月31日改正，医政発第0331010号，保発第0331006号）
3) 医療情報システムの安全管理に関するガイドライン第4.2版．(http://www.mhlw.go.jp/file/05-Shingikai-12601000-Seisakutoukatsukan-Sanjikanshitsu_Shakaihoshoutantou/0000026087.pdf)
4) M. G. Herman, Computer networking and Information Systems in Radiation Oncology. AAPM Refresher Course, 1999.
5) R. A. Dahl, Radiation Oncology Networking and Information Systems. AAPM Refresher Course, 2002.
6) Law MY, Liu B, Chan LW. Informatics in radiology: DICOM-RT-based electronic patient record information system for radiation therapy. Radiographics. 2009; 29（4）: 961-72.
7) Santanam L, Hurkmans C, Mutic S, et sl. Standardizing naming conventions in radiation oncology. Int J Radiat Oncol Biol Phys. 2012; 83（4）: 1344-9.
8) 大場久照，山口一郎，加藤英幸，他．放射線管理諸記録を電子保存するための法規制等の概要について．日本放射線技術学会雑誌．2006；62：1644-1652.
9) 吉村仁，大場久照，山口一郎，他，公的文書の電子保存および電子署名に関する現状と課題—照射録の電子保存は可能になったか—．日本放射線技術学会雑誌，2007；63：69-72.

◆3.5.3 JASTRO放射線治療症例全国登録事業（JROD）

3.5.3.1 背景，目的

　診療の質が厳しく問われる時代になり，診療実態を示すデータが必要となっている。「がん登録法（正式名称：がん登録等の推進に関する法律）」が成立し（2014年12月6日成立），院内がん登録，地域がん登録がさらに推進されるなど，症例登録の重要性が見直されている[1]。さらに国内では，以前から臓器別がん登録が各学会により運営されており，近年，外科学会が中心となり専門医制度と連携したデータベース事業NCD（National Clinical Database）を運用し，手術情報の収集を開始している[2]。国外ではASTROがNROR（National Radiation Oncology Registry）の運用を開始する。JASTROでも1990年から全国の放射線治療施設の構造データを収集している。症例データの収集に関しては，過去，放射線腫瘍学広域データベースRadiation Oncology Greater Area Database（ROGAD）を構築，運用して全国放射線治療施設から放射線治療症例を集積し，放射線治療情報の標準化に貢献したが，現在は収集を行っていない[3]。

　JASTROは，2014年から新たに「放射線治療症例全国登録事業JROD」を開始した。日本全国の放射線治療情報の症例登録を行うことにより，施設，地域，

全国の医療の質を評価し，その改善を目指す。また各施設の診療の質評価や医療経済分析に利用され，医療施策にも反映される。将来的には全国がん登録，NCD，他学会が行っている臓器別がん登録とのデータ共有も視野に入れている。

3.5.3.2 データベース概要

　JRODを進めるためには，各施設に放射線治療部門データベースが存在することが望ましい。現在，RTIS（前節参照）がすべての放射線治療施設に導入されているわけではなく，独自のデータベースを構築している施設，データベースを持っていない施設があるなど，多種多様である。JASTROではJRODで実際に収集する項目に，放射線治療部門のデータベースとして最低限必要な項目（個人情報項目など）を追加したものを標準的な放射線治療情報データ項目として学会ホームページで公開している（JASTROホームページ内，放射線腫瘍学データセンター：https://www.jastro.or.jp/aboutus/datacenter.php）。さらに上記データ項目を搭載したデータ登録ソフトウェアを開発，公開しており，データベースを所有していない施設が部門データベースとして利用できる体制を作っている。

　JRODのデータ登録ソフトウェアは放射線治療実績データベース，基本データベース，各論データベースの3層構造となっている（図3.5.3.2）。施設内の他データベースとの連携を考慮に入れ，個人情報部分は厚生労働省が標準化を進めている「院内がん登録」の標準登録様式と一致させさせている。

・放射線治療実績データベース（第1段階）
　　専門医認定や更新の際に必要となる診療実績評，価のためのデータとなる。
・基本データベース（第2段階）
　　放射線治療部門としての最低限の項目であり，台帳レベルでの利用を考慮しているが，追跡記録，再発，有害事象，2次発がんなどの予後情報の記録も充実している。さらに専門医認定や更新に必要なデータ項目に絞った放射線治療実績データベースを抽出できる仕様となっている。単体での運用も可能である。
・各論データベース（第3段階）
　　放射線治療情報に留まらず，診断情報，化学療法等の内科情報，手術等の外科情報，再発，有害事象等の予後情報を網羅している。さらに同疾患の臓器別がん登録の登録項目を網羅した形となっており，本データベースにデータを入力したものは各学会が運営している臓器別がん登録に提出が可能である。
　　現時点で，放射線治療が重要な役割を果たす乳がん，子宮頸がん，食道がん，肺がん，前立腺がんの5疾患（全体の6割）を対象としているが，今後，対象疾患の拡大も検討する。

図3.5.3.2 データベース構造

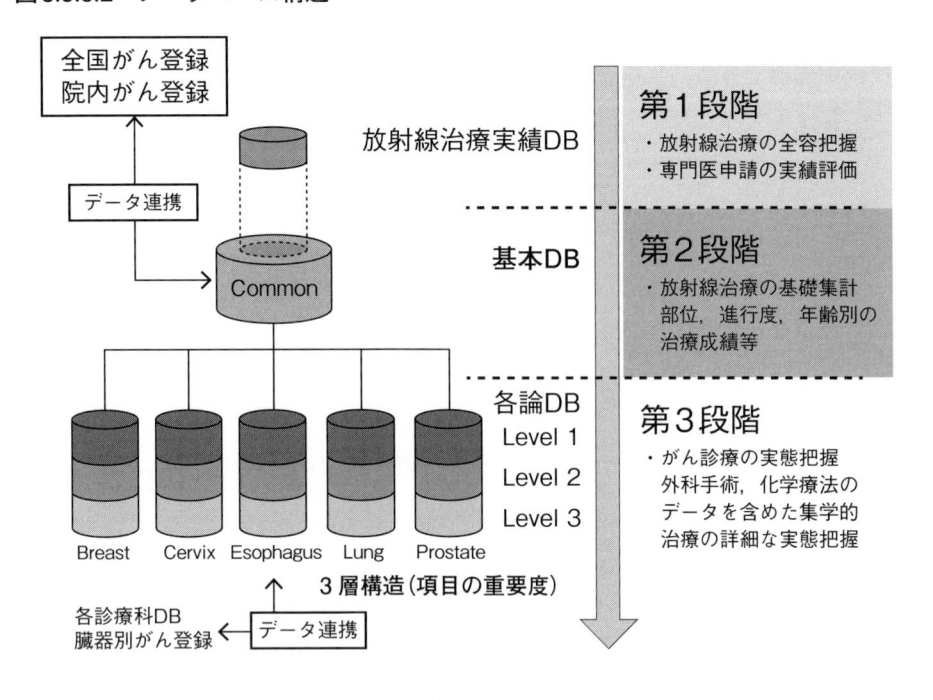

JASTROはRTIS開発メーカーにJRODデータ項目をRTIS内データベースの標準データ項目として組み込んでもらうように協力要望を出しており，将来的には日々の診療でデータを登録していくことで，本症例登録への提出データが蓄積されていくこととなり，容易にデータ提供が可能となる。

3.5.3.3 データの集積

データ集積は，承諾を得た全国の放射線治療施設に対して行う。データ提供施設はRTISなどの既存システムに集積されているデータを本登録データ・フォーマットに合わせてデータ登録を行うか，学会ホームページからダウンロードできるデータ登録ソフトウェアを利用して，データ登録を行う。毎年一定期間に，全国放射線治療施設構造実態調査とともに当該前年度に放射線治療が行われたがん症例の登録データをデータセンターに送付する。

3.5.3.4 データ解析と期待される成果

全国集積結果（ベンチマークレポート）と各施設データとの比較分析を定期的に行う。さらに全国がん登録データ，NCDデータ，各疾患の全国登録（臓器別がん登録）データとの比較分析を行う。また本登録データにより，認定制度の各医師の実績評価が自動的に可能となる。

各施設は蓄積されたデータを用いて，各施設の診療レベルを全国平均，地域平均と比較して正確に評価できるようになり，自施設の立ち位置を明確にできる。

診療内容の施設層間格差を明らかにでき，背景にある構造問題を改善するための具体的データを得て，施設層間格差を是正できる．医療事故の水際防止にも威力を発揮できる．さらに選択バイアスのかからない全国のがん診療の実態を明らかにすることにより，高度な医療技術および多施設共同臨床試験の陽性結果などが，数年後に真に標準治療法としてNational Practiceに定着しているかを明らかにできる．

全国データと比較することにより，各施設の診療レベルを正確に評価できるようになり，一般国民に対して，治療方法や医療機関の選択に資する正確な情報を開示できる．

【参考文献】
1) がん登録等の推進に関する法律（平成25年12月13日法律第101号）
2) 一般社団法人National Clinical Database（http://www.ncd.or.jp/）
3) 稲邑清也，原内一，他．放射線腫瘍学広域データベースROGAD（Radiation Oncology Greater Area Database）の報告のその活動の終結にあたって—．日本放射線腫瘍学会誌，2007；19（3）：171-179.

略語

略語	full spell	日本語
QA	quality assurance	品質保証
QC	quality control	品質管理
QM	quality management	統合的品質管理
ICRU	International Commission on Radiation Units and Measurements	国際放射線単位計測委員会
AAPM	American association of Physics in medicine	米国医学物理協会
TG-xx	task group report xx	AAPMのタスクグループ報告xx
RT	radiotherapy or radiation therapy	放射線治療
IMRT	intensity modulated RT	強度変調照射
IGRT	image guided RT	画像誘導放射線治療
ART	adaptive RT	適応放射線治療
3D-CRT	Three-dimensional conformal RT	3次元打抜原体照射法
SBRT	stereotactic body RT	体幹部定位放射線治療
SRS	stereotactic radio surgery	定位手術的照射
PCS	patterns of care study	治療様式の比較研究
JROD	Japanese Radiation Oncology Data base	放射線治療症例全国登録事業
GTV	gross tumor volume	肉眼的腫瘍体積
CTV	clinical target volume	臨床的標的体積
ITV	internal target volume	体内標的体積
PTV	planning target volume	計画標的体積
OAR	organ at risk	危険臓器
PRV	planning organ at risk volume	計画危険臓器体積
IM	internal margin	体内マージン
SM	set-up margin	セットアップマージン
RTIS	radiotherapy information system	放射線治療部門情報システム
TPS	treatment planning system	治療計画装置
SSD	source to surface distance	線源表面間距離
SAD	source to axis distance	線源回転軸間距離
STD	source to target distance	線源標的間距離
TMR	tissue-maximum ratio	組織最大線量比
PDD	percentage depth dose	深部量百分率
VMAT	volumetric modulated arc therapy	回転型強度変調放射線治療
MVCT	megavoltage computed tomography	
CBCT	cone beam computed tomography	
DIR	deformable image registration	非剛体位置合わせ
線量分布アルゴリズムについて		
PB	pencil beam convolution	
SP	convolution / superposition	
AAA	analytical anisotropic algorithm	
gamma evaluation (combination of DTA and percent dose difference)		ガンマ評価
DTA	distance to agreement	

用語集

QA（Quality Assurance）：品質保証
　効率と品質が求められるあらゆる活動において，それらに保証を与えるのに必要な証拠を提供する活動一般を指す。計画され体系化された活動は一般に，その製品やサービスが要求された品質を満足していることを保証する必要がある。

　品質保証は品質管理と密接に関連しており，これらによって顧客や権利保有者のニーズ・期待・要求に製品が適合していることを保証する。QA は，品質が所定のレベルに到達していることを事前に確認する手続きを効率的に構築するものである。

　QA は設計・開発・製造・実装・サービス・文書といったあらゆる活動をカバーする。また，QA には材料や部品，製造工程や検査工程などの品質の規定も含まれる。

QC（Quality Control）：品質管理
　顧客に提供する商品およびサービスの品質を向上するための，企業の一連の活動体系。品質管理には，広義・狭義の品質管理がある。広義の品質管理は，マネジメントとしての品質管理を指し，品質マネジメント（Quality Management）として知られ，JISでは「品質要求事項を満たすことに焦点を合わせた品質マネジメントの一部」と定義している。

　狭義の品質管理は，コントロールとしての品質管理（Quality Control）のことを指し，JISでは「品質保証行為の一部をなすもので，部品やシステムが決められた要求を満たしていることを，前もって確認するための行為」と定義している。

　生産現場で「品質管理」といえば，一般に狭義の品質管理を指していることが多い。品質管理は，JIS Z 8101 においては「買手の要求に合った品質の品物又はサービスを経済的に作り出すための手段の体系」とされている。

精度管理
　臨床に使用する機器に関しては，その真値が一定の範囲内にあることを維持すること。測定器に関しては，真値に対する測定値が，一定の範囲内にあること。

　実際には，正常動作している測定器を用いて臨床使用する装置を測定し，一定の範囲内にあることを確認すること・維持すること。

QMS（Quality Management System）：品質マネジメントシステム
　製造物や提供されるサービスの品質を管理監督するシステムである。ISO9000シリーズの2000年改訂版等から採用された概念で，品質管理を中心とした組織の活動で，顧客満足を達成し継続的な改善を意図する。

　医療機器及び体外診断用医薬品の製造管理及び品質管理の基準に関する省令」平成16年12月17日に，日本国の「医薬品，医療機器等の品質，有効性及び安全性の確保等に関する法律」（薬機法）に基づき厚生労働省令第169号として公布された省令である。Quality Management System の頭文字をとって，QMS，QMS省令等と略される。医療機器および体外診断用医薬品の製造所や設計開発元等に求められる基準である。

PDCAサイクル（Plan - Do - Check - Act cycle）（デミングサイクル）
　PDCAサイクル：plan（立案・計画），do（実施），check（検証・評価），action（改

善）の頭文字を取ったもの。行政政策や企業の事業活動にあたって計画から見直しまでを一貫して行い，さらにそれを次の計画・事業にいかそうという考え方。（広辞苑　第3版）

専従／専任

がん診療連携拠点病院制度では，

専任：就業時間の少なくとも5割以上当該業務に従事している必要がある。

専従：就業時間の8割以上当該業務に従事している必要がある。

（別の表現）

「専従」及び「専任」とは，がん診療連携拠点病院制度での医療機関における当該診療従事者が，「専従」については「8割以上」，「専任」については「5割以上」，当該業務に従事している者をいう。

inter-fractional variation と intra-fractional variation

放射線治療において，骨構造や標的位置の不確かさは日単位の長期的なものと分単位，秒単位の短期的なものに分類される。計画用画像を基準とした照射ごと（日単位）の位置の変化はinter-fractional variationといい，一回の照射中（秒単位，分単位）の骨構造や標的位置の変化はintra-fractional variationという。

Inter-fractional variationに対応するための位置補正プロトコルはon-line補正とoff-line補正の2つのプロトコルに大別される。on-line補正は毎回の治療時に基準画像と撮影画像の照合を行い，位置補正を行う方法である。

患者に起因する幾何学的位置の不確かさの系統的成分と偶発的成分の両方を補正できるため，より正確な位置で照射が可能となるが，被ばく線量の増加が問題となる。off-line補正は，複数回のinter-fractional variationを把握した上で，外部マーク修正により位置補正を行う方法であり，患者に起因する幾何学的位置の不確かさのうち系統的成分の補正が可能であるが，偶発的成分の補正はできない。いくつかのoff-line補正法が報告されており，No Action Level（NAL）法[1,2]は初期の3〜4回の位置照合の結果より系統的成分を算出し補正を行う方法である。eNAL法[3]はNAL法に加えて週1回の撮影を行う方法で，初期の系統的成分補正後のinter-fractional variationを把握するのに有用である。また，Van Herkら[4]は，多くの患者群において系統的成分および偶発的成分がCTVの積算線量分布に与える影響について解析し，系統的成分は偶発的成分よりも影響が大きいことを報告している。

【参考文献】

厚生労働省健康局長　健発0110第7号　平成26年1月10日「がん診療連携拠点病院等の整備について」

1) de Boer HC and Heijmen BJ. A protocol for the reduction of systematic patient setup errors with minimal portal imaging workload. *Int J Radiat Oncol Biol Phys* 2001;50:1350-65.

2) de Boer HC, van Sornsen de Koste JR, Creutzberg CL, et al. Electronic portal image assisted reduction of systematic set-up errors in head and neck irradiation. *Radiother Oncol* 2001;61:299-308.

3) de Boer HC and Heijmen BJ. eNAL: an extension of the NAL setup correction protocol for effective use of weekly follow-up measurements. *Int J Radiat Oncol Biol Phys* 2007;67:1586-95.

4) van Herk M, Remeijer P, Rasch C, et al. The probability of correct target dosage: dose-population

histograms for deriving treatment margins in radiotherapy. *Int J Radiat Oncol Biol Phys* 2000;47:1121-35.
5) 厚労省がん対策推進室　事務連絡　平成21年6月22日「がん診療連携拠点病院の指定更新等に向けた留意事項について」
6) http://www.wam.go.jp/wamappl/bb14gs50.nsf/0/1b2b830231098d70492576c1001f2bbe/$FILE/20100205_5sankou2.pdf

付録(物理技術)

既出ガイドライン等の紹介

項目	参考資料
医用電子加速装置	● AAPM TG 142 report: Quality assurance of medical accelerators(英語版・日本語訳)
患者位置決め装置	● 日本医学物理学会・日本放射線技術学会・日本放射線腫瘍学会:IGRTガイドライン(日本語版)
呼吸同期照射装置	● 日本医学物理学会・日本高精度放射線外部照射研究会・日本放射線技術学会・日本放射線腫瘍学会:呼吸性移動対策を伴う放射線治療に関するガイドライン(日本語版)
強度変調放射線治療	● IMRT物理技術ガイドライン2011,IMRTガイドライン,多分割コリメータによる強度変調放射線治療の機器的精度確保に関するガイドライン
体幹部定位放射線治療	● 体幹部定位放射線治療ガイドライン
治療計画装置	● AAPM TG 53 report: Quality assurance for clinical treatment planning(英語版・日本語訳) ● 日本医学物理学会:X線治療計画システムに関するQAガイドライン(日本語版) ● 日本医学物理学会:X線線量計算の不均質補正法に関する医学物理ガイドライン(日本語版)
治療計画用X線CTシミュレータ	● AAPM TG 66 report: Quality assurance for computed-tomography simulators and the computed-tomography-simulation process(英語版) ● 日本医学物理学会:X線治療計画システムに関するQAガイドライン(日本語版)
線量計測機器	● IAEA-TRS398,標準計測法12

外部放射線治療における
Quality Assurance(QA)
システムガイドライン 2016 年版
定価(本体 3,000 円+税)

2016 年 4 月 10 日　第 1 版第 1 刷発行

編　集　公益社団法人 日本放射線腫瘍学会
発行者　福村　直樹
発行所　金原出版株式会社
　　　　〒113-8687 東京都文京区湯島 2-31-14
　　　　電話　編集 (03) 3811-7162
　　　　　　　営業 (03) 3811-7184
　　　　FAX 　　 (03) 3813-0288　　　　　　©2016
　　　　振替口座　00120-4-151494　　　　　検印省略
　　　　http://www.kanehara-shuppan.co.jp/　Printed in Japan
ISBN 978-4-307-07103-1　　　　　印刷・製本／シナノ印刷

JCOPY ＜(社)出版者著作権管理機構 委託出版物＞
本書の無断複製は著作権法上での例外を除き禁じられています。複製される場合は，そのつど事前に，(社)出版者著作権管理機構(電話 03-3513-6969，FAX 03-3513-6979, e-mail : info@jcopy.or.jp)の許諾を得てください。

小社は捺印または貼付紙をもって定価を変更致しません。
乱丁，落丁のものは小社またはお買い上げ書店にてお取り替え致します。

しくみがやさしくわかり、不安が解消する、放射線治療の公式本。

患者さんと家族のための
放射線治療Q&A
2015年版　日本放射線腫瘍学会 編

放射線治療は手術、薬物療法と並ぶ、
がん治療の3本柱の1つで
「切らない治療法」と注目される一方、
「放射線」という言葉に思わぬ悪影響が
出るのではないかと心配する患者さんもいます。
そこで本書は、放射線でがんが治るしくみ、
治療の進め方や生活上の注意点、
患部ごとの治療法など、"正しい"知識を
Q&A形式で簡単に解説します。
また、各種放射線治療機器や薬物併用療法など、
患者さんの関心が高いトピックも満載です。

◯Q&A全131より抜粋

● **放射線治療とはどのような治療ですか。**
　　Q1 手術や薬物療法とは何が違うのですか。
　　Q2 放射線診断と放射線治療は何が違うのですか。ほか

● **放射線治療を受けるにあたっての心配ごとについて教えてください。**
　　Q5 放射線治療はからだに悪くないですか。
　　Q8 放射線治療中も普通に生活できますか。ほか

● **放射線治療を受けることにしましたがもう少し教えてください。**
　　Q9 放射線治療の実際の手順について教えてください。
　　Q10 放射線療法の併用療法について教えてください。

● **放射線治療中から直後の生活について教えてください。**
　　Q11 放射線治療中から直後の
　　　　生活上の注意について教えてください。ほか
　　Q12 放射線治療中に不安になりがちな点について教えてください。ほか

● **放射線治療部位別の治療法を教えてください。**
　　Q14 脳・脊髄への放射線治療について教えてください。
　　Q15 頭頸部（顔からのど）への
　　　　放射線治療について教えてください。ほか

● **がん放射線治療のしくみについて教えてください。**
　　Q24 放射線治療は、なぜがんに有効なのですか。
　　Q25 治療に使う放射線の種類と装置について教えてください。ほか

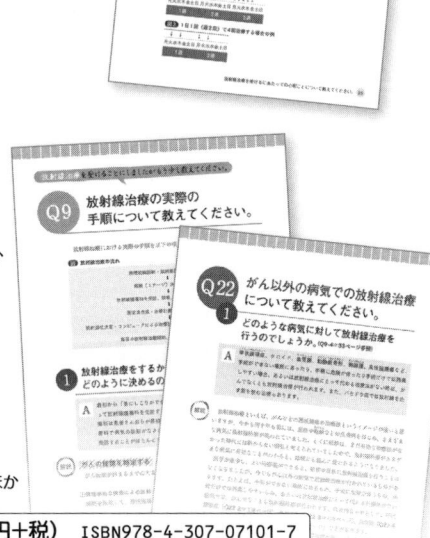

◆ B5判 184頁　　◆ 定価（本体2,200円+税）　　ISBN978-4-307-07101-7

2015・11

k 金原出版　〒113-8687 東京都文京区湯島2-31-14　TEL03-3811-7184（営業部直通）FAX03-3813-0288
本の詳細、ご注文等はこちらから➡ http://www.kanehara-shuppan.co.jp/

標準的な放射線治療計画を示すガイドラインの最新版!

放射線治療計画ガイドライン 2012年版

JASTRO 日本放射線腫瘍学会 編

標準的な放射線治療計画を示すガイドライン最新版! 放射線治療の急速な発展に呼応し内容も一新に近い改訂となっている。安全かつ効果的な放射線治療を遂行する上で必要な, 標準的な最新知識を網羅したバイブルといえる一冊。
総論では「品質管理」「リスクマネジメント」「正常組織反応」を大幅に充実させ, IMRT, IGRTの項を新設。
各論では「放射線療法の意義と適応」「放射線治療の実際」「標準的治療成績」「合併症」の最新情報を疾患別に記載。

主な内容

- **■総 論** Ⅰ. 放射線治療計画総論　Ⅱ. 通常照射の手法と品質管理
  Ⅲ. 定位放射線治療の品質管理 ―頭部―　Ⅳ. 定位放射線治療の手法と品質管理 ―体幹部―
  Ⅴ. 放射線治療のリスクマネジメント　Ⅵ. IGRTの手法と品質管理　Ⅶ. IMRTの手法と品質管理
  Ⅷ. 呼吸性移動対策の手法と品質管理　Ⅸ. 正常組織反応
- **■中枢神経** Ⅰ. 悪性神経膠腫　Ⅱ. 低悪性度神経膠腫　Ⅲ. 髄芽腫　Ⅳ. 上衣腫　Ⅴ. 脳胚腫
  Ⅵ. 下垂体腺腫　Ⅶ. 聴神経腫瘍　Ⅷ. 髄膜腫　Ⅸ. 脊髄腫瘍
- **■頭 頸 部** Ⅰ. 眼・眼窩腫瘍　Ⅱ. 上顎癌　Ⅲ. 舌以外の口腔癌(口腔底, 頰粘膜, 歯肉・歯槽, 硬口蓋)
  Ⅳ. 上咽頭癌　Ⅴ. 中咽頭癌　Ⅵ. 下咽頭癌　Ⅶ. 喉頭癌　Ⅷ. 唾液腺腫瘍　Ⅸ. 甲状腺癌　ほか
- **■胸　　部** Ⅰ. 非小細胞肺癌　Ⅱ. 小細胞肺癌　Ⅲ. 肺に対する体幹部定位照射　Ⅳ. 縦隔腫瘍　Ⅴ. 乳癌
- **■消 化 器** Ⅰ. 食道癌　Ⅱ. 直腸癌　Ⅲ. 肛門癌　Ⅳ. 原発性肝細胞癌　Ⅴ. 胆道癌　Ⅵ. 膵 癌
- **■泌 尿 器** Ⅰ. 膀胱癌　Ⅱ. 前立腺癌 ―外部照射法―　Ⅲ. 前立腺癌 ―密封小線源永久挿入療法―
  Ⅳ. 精巣(睾丸)腫瘍　Ⅴ. 陰茎癌
- **■婦 人 科** Ⅰ. 子宮頸癌　Ⅱ. 子宮体癌　Ⅲ. 腟癌・外陰癌
- **■血液・リンパ・皮膚・骨・軟部** Ⅰ. ホジキンリンパ腫　Ⅱ. 非ホジキンリンパ腫　Ⅲ. 節外性リンパ腫
  Ⅳ. 骨髄腫　Ⅴ. 皮膚癌　Ⅵ. 骨・軟部腫瘍
- **■小　　児** Ⅰ. 総論　Ⅱ. ウィルムス腫瘍　Ⅲ. 神経芽腫　Ⅳ. 横紋筋肉腫・その他　Ⅴ. ユーイング肉腫　ほか
- **■緩　　和** Ⅰ. 脳転移　Ⅱ. 骨転移　Ⅲ. 胸 部　Ⅳ. 脊髄圧迫
- **■良性疾患** Ⅰ. 甲状腺眼症　Ⅱ. ケロイド　Ⅲ. 血管腫　Ⅳ. 動静脈奇形

付表1. 通常分割照射における正常組織の耐容線量　付表2. QUANTECによる正常組織の耐容線量

読者対象 放射線腫瘍医, 医学物理士, 診療放射線技師, 看護師

◆B5判　336頁　9図　原色89図　ISBN978-4-307-07092-8
◆定価(本体4,000円+税)

2012·11

金原出版 〒113-8687 東京都文京区湯島2-31-14　TEL03-3811-7184(営業部直通)　FAX03-3813-0288
本の詳細, ご注文等はこちらから　http://www.kanehara-shuppan.co.jp/